DES

RUPTURES INTRAPÉRITONÉALES

DE LA VESSIE

PAR

Louis FERRATON

Docteur en médecine de la Faculté de Paris,
Ancien externe des hôpitaux de Paris,
Médaille de bronze de l'Assistance publique,
Médecin stagiaire au Val-de-Grâce.

PARIS

A. PARENT, IMPRIMEUR DE LA FACULTE DE MEDECINE

A. DAVY, successeur

29-31, RUE MONSIEUR-LE-PRINCE

1883

DES

RUPTURES INTRAPÉRITONÉALES

DE LA VESSIE

PAR

Louis FERRATON

Docteur en médecine de la Faculté de Paris,
Ancien externe des hôpitaux de Paris,
Médaille de bronze de l'Assistance publique,
Médecin stagiaire au Val-de-Grâce.

PARIS

A. PARENT, IMPRIMEUR DE LA FACULTÉ DE MÉDECINE

A. DAVY, successeur

rue Monsieur-le-Prince, 29-31.

1883

A MES PARENTS

A MES MAITRES

A MES AMIS

RUPTURES INTRAPÉRITONÉALES

DE LA VESSIE

AVANT-PROPOS.

Il y a quelques années, je lus l'histoire de deux soldats qui s'étaient présentés en 1866 à l'observation de mon père, durant sa pratique dans les hôpitaux d'Alger. Ces deux malheureux, atteints de rupture intra-péritonéale de la vessie, présentèrent avant de mourir un état symptomatique tout particulier, qui attira son attention et le poussa à faire, dans ce sens, des recherches expérimentales interrompues malheureusement par nécessité. Ces observations, ces expériences, ainsi que les idées théoriques et pratiques qu'elles lui avaient suggérées, nous intéressèrent vivement, et l'idée se présenta tout naturellement à nous d'utiliser ces matériaux, et de faire des ruptures de la vessie le sujet de notre thèse inaugurale. Les conditions spéciales dans lesquelles nous nous trouvons, pressé que nous sommes par l'approche d'une date qu'il ne nous est pas permis de dépasser, nous ont empêché de donner à nos recherches tout le temps et tout le soin que nous aurions voulu leur consacrer. Cette considération, nous en sommes persuadé, nous vaudra l'indulgence de nos maîtres ; aussi est-ce avec confiance que nous présentons aujourd'hui ce travail, tout défectueux qu'il soit, et de forme et de fond, à la bienveillante appréciation de nos juges.

Qu'il nous soit permis d'adresser ici à notre camarade et ami le D᷊ Amiet tous nos remerciements : sa thèse qu'il nous a gracieusement offerte nous a été d'un grand aide, en nous épargnant un temps qui nous était si précieux.

Nous prions M. le professeur Richet, notre premier maître dans les hôpitaux, qui a bien voulu accepter la présidence de cette thèse, d'agréer le témoignage de notre reconnaissance.

INTRODUCTION.

On entend par rupture de la vessie toute solution de continuité des parois vésicales, produite, non par l'action directe et immédiate d'un instrument piquant, tranchant ou confondant, mais par la distension exagérée du réservoir urinaire.

La rupture peut avoir lieu en dehors du péritoine ou dans la cavité de cette séreuse. C'est de la rupture intrapéritonéale seule que nous nous occuperons ici.

Nous commencerons par un historique succinct et un résumé des observations que nous avons rasssemblées.

HISTORIQUE.

Hippocrate, Celse, Galien et tous les auteurs jusqu'au milieu du xviii° siècle, ont confondu les ruptures de la vessie avec les différentes plaies de cette organe.

Les deux premiers considèrent toutes ces plaies comme nécessairement mortelles. Galien et ses successeurs admettent la guérison comme possible, mais excessivement rare et seulement lorsque la plaie ne fait pas communiquer la cavité de la vessie avec celle du péritoine.

Théophile Bonnet (Sepul. anat., liv. III, section xxiv, obs. XII, t. II, page 621) a publié, en 1679, d'après Charles Spon, médecin de Lyon, une observation de rupture de la vessie dans le péritoine, près de son fond, écrite le 9 août 1648.

Chopart, dans son Traité des maladies des voies urinaires (1792), rapporte l'observation de Th. Bonnet et un cas de rupture, dite spontanée, de la vessie près de son fond, suite de rétention d'urine, rapporté par G. Hunter.

Desault, dans son Traité des maladies urinaires (t. III, page 110), a étudié la rupture de la vessie dans le cas de rétention d'urine, mais n'a rien écrit sur les ruptures traumatiques.

Percy, en 1813, dans le Dictionnaire des sciences médicales, a publié un article sur les crevasses de la vessie.

Les quatre pages que Boyer consacre, dans son Traité des maladies chirurgicales, aux ruptures de la vessie, sont remplies presque entièrement par trois observations : 1° l'observation de Bonnet d'après Spon ; 2° une observation de rupture de la vessie, dans son fond, prise par Boyer dans le journal de médecine, tome XXXIX, page 202 ; 3° l'observation de Guillaume Hunter, déjà citée par Chopart.

Dupuytren lui-même paraît ne pas avoir observé un seul cas de rupture de la vessie dans le péritoine. Dans ses leçons orales de clinique chirurgicale, il rapporte pourtant deux observations de rupture de la vessie, sans nom d'auteur ; mais comme le siège de la rupture n'y est pas indiqué, elles ne peuvent nous être d'une grande utilité.

En 1832, dans le Dictionnaire en 30 volumes (t. I, p. 133), Velpeau déclare que, sans compter les exemples de rupture de la vessie qu'on trouve dans les anciens, il en connaît douze dont les circonstances sont bien établies. Il fait la remarque que tous les malades avaient la vessie pleine au moment de l'accident.

Laugier, en 1846, dans le même Dictionnaire (t. XXX, page 741), consacre quelque lignes à la rupture de la vessie. Il croit, comme Velpeau, que la rupture n'a lieu que lorsque la vessie est pleine d'urine. Après avoir énuméré les causes, il fait la remarque importante, d'après lui, que le siège de la rupture, dans le cas de contusion du ventre, est constamment dans le point qui répond, pendant la distension de l'organe, à l'angle sacro-vertébral. La rupture de la vessie est toujours mortelle, et c'est bien inutilement, d'après lui, qu'on place une sonde à demeure.

Dans son Traité de pathologie (4ᵉ édition, t. IV, p. 699, 1855), Vidal de Cassis, après avoir décrit rapidement les causes et les symptômes des ruptures de la vessie, rapporte une observation d'Hourmann et l'observation d'un fœtus, présenté par Malgaigne à la Société de chirurgie. Pour lui, la thérapeutique est impuissante, la mort inévitable.

En 1857, Houel publia le meilleur travail qui ait été fait jusqu'alors. (Plaies et ruptures de la vessie. Thèse d'agrégation.) D'après lui, la guérison n'est guère probable dans le cas de rupture intrapéritonéale. Il ne préconise pas la suture de la vessie, conseillée en 1826 par Pinel-Grandchamp; mais il admet qu'il serait intéressant de faire sur ce point de nouvelles recherches.

M. Legouest (Traité de chirurgie d'armée, 1872, p. 403) conseille, dans le cas de rupture de la vessie ne communiquant pas avec l'extérieur, « d'ouvrir l'abdomen par une incison analogue à celle du premier temps de la taille suspubienne, puis, au moyen d'une seringue, d'aspirer le liquide épanché et de pousser dans le péritoine des injections d'eau tiède qui sont reprises par le même moyen. »

En 1878, Max Bartels a publié, dans un mémoire sur les traumatismes de la vessie, 94 observations de ruptures authentiques de la vessie dans le péritoine.

Dans la Revue de chirurgie (n°s 6 et 7 juin, 1881), M. le
professeur Vincent, de Lyon, a fait paraître une étude
sur les perforations intrapéritonéales de la vessie. Il s'at-
tache à élucider la question thérapeutique, l'opportunité et
le mode d'intervention chirurgicale.

M. Maltrait, élève de M. Vincent, dans sa thèse (Con-
tribution à l'étude des traumatismes de la vessie, Lyon,
1881), rapporte un très grand nombre d'observations, et
décrit les expériences faites sur des chiens par le Dr Vincent.

OBSERVATIONS (1).

1. BONNET (*Sepul. anat.*, liv. III, sect. XXIV, obs. XII). — Mar-
chand, 30 ans. La vessie pleine, tombe de 15 pieds de haut. Perte
momentanée de connaissance. Sortie par l'urèthre d'un peu d'urine
sanglante. Douleur abdominale. On lui applique sur le ventre une
peau de mouton fraîche. Saignée, lavement. Le deuxième jour, le
cathéter évacue une grande quantité d'urine sanglante. Ventre ballonné, fièvre, hoquet, collapsus. Ponction dans la région iliaque
donne issue à 6 onces de sang. Bientôt après, perte de connaissance et mort. Rupture intrapéritonéale sur le fond de la vessie.
Le ventre renferme beaucoup de sang.

2. HOURMANN (*Cliniq. des hôp.*, t. I, p. 93). — Homme, 40 ans,
ivre. Coups sur le ventre. Mort le sixième jour. Déchirure de
27 millim. entre le sommet et le bas-fond de la vessie.

3 et 4. J. CLOQUET (*Archiv. génér. de médec.*, t. XIV, p. 453)
publie une observation de crevasse au sommet de la vessie. —
Homme ivre, tombe sur une table. Mort le neuvième jour. — Dans
le *Journal général de méd., de chir. et de pharm.*, t. LXXI,
p. 401, autre observation. — Homme, 32 ans. Chute, contusion de

(1) Beaucoup d'observations sont empruntées à la thèse du docteur
Maltrait.

la région lombaire. Mort le quatrième jour. Déchirure au fond de la vessie.

5. ARTHUR GARRY (*The Lancet*, 1828-29, vol. I, p. 25). — Rupture spontanée. — Homme, 32 ans, atteint de gonorrhée et d'hypertrophie de la prostate. Rupture à la face postérieure.

6. SASIE (*Soc. anat.*, 1832, t. VII, p. 38). — Homme, 75 ans. Cystite chronique. Hypertrophie de la prostate. Rupture spontanée, étroite, à la face postérieure.

7 et 8. — ANDREW ELLIS (*The Lancet*, 1835-36, p. 20). — Homme, 26 ans, ivre. Coup de canne sur le ventre. Mort le troisième jour. Rupture de la partie postérieure et supérieure. — Homme, 28 ans, renversé sous un cheval. Mort le quatrième jour. Rupture à la partie postérieure et supérieure.

9. LISTON (*The Lancet*, 1840, vol. II, p. 633). — Homme, 70 ans. Rupture spontanée. Hypertrophie de la prostate. Rétrécissement ancien. Rétention d'urine depuis trois jours. Rupture à la face postérieure.

10. JOHN HILEY (*The Lancet*, 1841-42, vol. II, p. 223). — Homme ivre, 31 ans. Coup sur le ventre. Parcourt à pied un quart de mille. Ne peut uriner. Pouls faible, fréquent; frissons. Évacuation par la sonde de 12 onces d'urine sanglante. Vomissements. Tympanisme. Déchirure à la partie postérieure et supérieure de la vessie, 3 centimètres de long. Forme semi-lunaire. Bords disposés de façon que le liquide vésical devait en fermer l'ouverture. Liquide non urineux dans la cavité abdominale.

11. JOHN HIMLY. — Adulte. Rupture intrapéritonéale en forme de croissant, 3 centim. de long. Le liquide se barre à lui-même le passage dans la cavité abdominale.

12. OLDFIELD (*The Lancet*, 1844, vol. I, p. 79). — Homme, 42 ans, ivre, écrasé par une charrette. Rupture de la partie postérieure et supérieure. Dans le péritoine, 3 ou 4 pintes de sang non coagulé.

13. Smith (*The Lancet*, 1844, vol. I, p. 70). — Homme, 50 ans. Chute sur le bord d'une cuve. Mort le cinquième jour. Rupture de la paroi postérieure et supérieure.

14. Scott (*The Lancet*, 1844, vol. I, p. 357). — Homme, 27 ans. Écrasé par la chute d'un homme. Mort le troisième jour. Rupture en haut et en arrière, longueur, 4 centim. Le péritoine est déchiré dans une plus grande étendue que la vessie ; la muqueuse forme bourrelet ; on retire le lendemain de la vessie 3 pintes d'urine.

15. Fano (*Soc. anat.*, 1845, t. XX, p. 113). — Homme, 29 ans. Éboulement de terrain. Mort le septième jour. Déchirure de 12 c., transversale, à la face postérieure, à 3 centim. du fond. Fractures multiples du bassin.

16, Hird (*The Lancet*, 1846, vol. II, p. 480). — Homme, 36 ans. Ivre, renversé par un cabriolet. Mort le quatrième jour. Fissure de 4 centim. 1/2 à la face postérieure.

17. Brower (*The Lancet*, 1846, vol. II, p. 660). — Homme ivre ; tombe sur le coin d'une table. Mort le septième jour. Déchirure de 4 centim. à la partie supérieure, postérieure et latérale.

18. *Gazette des hôpitaux*, 1846, p. 387. — Homme, 24 ans. Chute du deuxième étage sur la plante des pieds. Mort le quinzième jour. Rupture de 2 centim. à la partie supérieure latérale gauche. Bas-fond de la vessie contient de l'urine et du pus. Vaste épanchement purulent dans l'abdomen.

19. Solly (*The Lancet*, 1850, vol. I, p. 351). — Homme, 28 ans. Coups dans la région hypogastrique. Mort le troisième jour. Rupture de la face postérieure.

20. Hawkins (*The Lancet*, 1850, vol. I, p. 573). — Femme. Coups sur le ventre. Mort au bout de vingt-quatre heures. Deux ruptures ; l'une intra, l'autre extrapéritonéale.

21. Stapleton (*Dublin. Quaterly Journal*, février 1850). — Homme, 30 ans. Chute sur les pieds de 4 mètres de haut. Mort le

septième jour. Rupture du fond de la vessie. Épanchement d'urine
dans l'abdomen.

22. Hawkins (*The Lancet*, 1853, vol. I, p. 33). — Homme,
55 ans, ivre, renversé sur le côté droit. Mort le troisième jour.
Rupture de 3 centim. à la face postérieure. Le péritoine est déchiré dans une plus grande étendue.

23. Partridje (*The Lancet*, vol. I, p. 318). — Homme ivre,
36 ans. Chute sur une table. Mort le troisième jour. Rupture de la
partie postérieure et supérieure.

24. Deguise (1857, v. Houel). — Homme, 57 ans. Chute donnant lieu à une collection sanguine à la partie supéro-externe de
la cuisse gauche. Mort presque subite avec symptômes de péritonite. Double rupture de la face postérieure de la vessie; l'une de
4 centim., l'autre de 2 centim. Ramollissement des bords de la plaie.
Épanchement abondant de sérosité dans le péritoine.

25. Ingham (v. Maltrait, p. 143). — Homme, 24 ans, est jeté à
terre; on lui saute sur le ventre. Mort le deuxième jour. Rupture
à la partie supérieure. Épanchement considérable d'urine dans le
péritoine. (Voir page 23, obs. 25 *bis*).

26. Willett (*St. Bartholomew's Hopital reports*, 1876). —
Homme, 43 ans. Coups dans le ventre. Douleur. Anurie. Collapsus. Quatre heures après, revient à lui. Ventre ballonné. Choc.
Langue sèche. On évacue de l'urine teintée de sang. Opium, sonde.
Vingt-huit heures après l'accident, laparotomie. On évacue par
elle plusieurs litres de liquide trouble d'odeur urineuse. On détruit
les adhérences péritonéales. Rupture dentelée située vers le fond;
3 pouces 1/2 de long, dirigée de droite à gauche et d'avant en arrière. Réunion de la plaie vésicale par huit points de fil de soie.
Toilette péritonéale. Réunion de la plaie abdominale par la suture. Sueurs abondantes. Malade calme. Pendant la nuit, vomissements. Le lendemain, on retire par la sonde de l'urine claire, puis
trouble. Nouveaux vomissements et mort vingt-deux heures après
l'opération, cinquante-une heures après l'accident.

Autopsie. — Intestins accolés au ventre. Liquide sanglant au-dessus de la vessie (2 onces). Deux points de suture, en arrière, n'ont pas tenu.

27. HAMILTON (*Princip. of Surgery*, 1872, hist. II). — Homme, 35 ans. Coup de genou sur le bas-ventre. Mort le septième jour. Rupture verticale, 2 pouces de long, en arrière et en haut. Traces de péritonite.

28. MONTAGNE (*In* St. Smith, 7). — Homme, Chute sur un corps dur. Mort le cinquième jour. Rupture étendue à la partie supérieure. Épiploon enflammé.

29. GUERSANT et DENIS (*Ann. d'hyg.*, jany. 1836). — Homme, 36 ans. Coup de genou et coup de pied sur le ventre. Mort sept heures après. Déchirure verticale dentelée, 2 pouces de long, en arrière et en haut.

30. GROSSLET (*In* St. Smith, 17). — Homme, 24 ans. Coup de poing sur le ventre. Mort treize jours après. Rupture, 2 pouces de long, paroi postérieure. Le péritoine est lésé dans une plus grande étendue.

31. DEMONS (*Journ. de méd. de Bordeaux*, 1882, p. 249). — Homme, 47 ans. Piétiné dans une rixe. Mort deux jours après. Rupture verticale, 4 centim. Face postérieure.

32. SMITH (17, *loc. cit.*). — Femme, 35 ans, ivre, jetée à terre. Morte au bout de quatre jours. Rupture, 2 pouces de long, en arrière et en haut.

33. HEATH (*The Lancet*, 1877). — Homme, 47 ans, jeté à terre. Déchirure longitudinale en arrière et en haut. Laparotomie et suture vésicale. Mort le sixième jour.

34. THE LEIGH (*London Journ.*, vol. VI, p. 117). — Homme, 37 ans. Ventre écrasé par une voiture. Mort au bout de cinq jours. Deux ruptures, paroi postérieure. Pubis séparé de l'ischion.

35. A. GAMAK (*Med. chir. Rev.*, vol. XIII). — Homme, 21, pris sous un éboulement. Meurt au bout de quatre jours. Deux ruptures ; l'une au fond de la vessie, l'autre près de la prostate. Fracture des os du bassin.

36. WREELAND (*In* Maltrait, p. 135). — Homme, 40 ans. Chute d'une pierre sur le ventre. Pas de blessure extérieure. Mort au bout de deux jours. Rupture à la partie supérieure. Pus et liquide dans le péritoine.

37. PATTERSON (*Assoc. Journal*, 1852, p. 88). — Homme, 37 ans. Tombe dans une rixe; on lui saute sur le ventre. Mort au bout de douze jours. Rupture de 30 millim. en arrière, près du sommet. Le péritoine, soulevé, est placé comme une valvule sur la déchirure.

38. DE BRANTES (*Gaz. d. hôpit.*, 1846, p. 387). — Homme, 24 ans, tombe sur les pieds, de 12 mètres de hauteur. Mort au bout de seize jours. Rupture de 2 centim. en haut et à gauche. 500 gr. de liquide purulent, fétide, dans le péritoine. Fracture du calcanéum et du pubis.

39. PERCY. — Homme. Coup de pied de cheval dans le ventre. Mort au bout de vingt-huit heures. Déchirure en arrière et en bas. Le petit bassin contient du sang et de l'urine. Intestins couverts de plaques violettes de gangrène.

40. ST. SMITH. — Homme, 35 ans. Coup sur le ventre. Mort au bout de sept jours. Rupture verticale, 2 pouces de long en arrière et en haut. Intestins adhérents. Liquide sanguinolent à odeur ammoniacale dans le péritoine.

41. ST. SMITH. — Homme ivre. Coup sur le bas-ventre. Tombe, se relève et parcourt 200 yards. Symptômes de péritonite. Mort au bout de cinq jours. Rupture en haut et en arrière.

42. A. SWAINE-TAYLOR. — Homme, 41 ans. Coup sur le bas-ventre. Sensation de froid. Il fait à pied un quart de mille. Mort au bout de quatre jours. Déchirure d'un demi-pouce de long en arrière et en haut.

43. B. COOPER (St. Smith, 53). — Homme, 35 ans. Coup sur le ventre. Mort le quatrième jour dans le collapsus. Rupture de 3/4 de pouce en bas et à gauche. Liquide trouble, non urineux dans le péritoine.

44. Syme. — Homme. On lui marche sur le ventre. Rentre chez lui et tombe sur le seuil de la porte. Mort au bout de quatre jours. Rupture, 3 pouces, paroi supérieure. Péritonite étendue.

45. Larrey (H.). — Soldat. Contusions de l'hypogastre. Mort subite. Rupture de la vessie.

46. (*Catal. de St-George's Hospital*, p. 549,5.) — Femme. Coup de genou dans le ventre. Morte au bout de vingt-quatre heures. Deux ruptures, une intra, l'autre extrapéritonéale. Epanchement dans le péritoine.

47. Harrison. — Homme ivre. On lui saute sur le ventre. Rentre chez lui. Quelques jours après, parcourt 3 kilom. pour aller se faire sonder. Travaille ensuite pendant trois jours. Mort le huitième jour. Rupture, un pouce et demi, oblique, partie postérieure. Intestins accolés à la vessie. Urine incolore dans le bassin.

48. J. Larrey. — Général Romeuf. Eclat de grenade sur la hanche gauche. Fracas de l'os coxal. Contusion médiate et profonde des viscères abdominaux. Rupture de la vessie. Epanchement d'urine dans le péritoine. Mort quelques heures après.

49. Dewar. — Homme, 27 ans. Chute sur un sol uni. Mort le cinquième jour. Rupture, 3 pouces 1/2 en haut et en avant. Dix litres de liquide sanguinolent sans odeur urineuse dans l'abdomen. Entre les intestins, 3 livres de sang coagulé.

50. (*Catal. de Thomas Hosp.*, VIII, 2, p. 128.) — Adulte. Chute. Mort. Rupture 1 pouce 1/2. Bords lisses.
51. *Idem.* — Adulte. Chute. Mort. Rupture transversale. 2 pouces 1/2 près du fond.

52. Fergusson. — Femme, 35 ans. Ivre, jetée à terre. Collapsus. Mort le deuxième jour. Rupture, 2 pouces de long, en arrière et en haut. Beaucoup d'urine sanglante dans l'abdomen.

53. Bœhm. — Homme, 43 ans. Chute d'un marchepied. Mort le quatrième jour. Rupture, 3 centim. au fond de la vessie, près du bord gauche.

54. RHYS-WILLIAMS. — Homme, 45 ans. Tombe d'une hauteur de 6 pieds. Enorme contusion de la région iliaque droite. Mort le quatrième jour. Rupture. Partie supérieure. 1 pinte 1/2 de liquide clair dans le péritoine.

55. JAMES-SPENCE, II. 1128. — Homme, 32 ans. Chute sur la nuque. Mort le cinquième jour. Rupture 1 pouce, sur le fond de la vessie. La muqueuse est déchirée dans l'étendue de deux pouces.

56. PERCY, 7.349. — Homme. Chute d'un premier. Fièvre. Mort en vingt-quatre heures. Rupture de la vessie. Epanchement d'urine dans le ventre.

57 CUSACK. — Homme, 30 ans. Chute de 20 pieds de haut sur les talons (vessie vide). Mort le huitième jour. Rupture transversale, paroi postérieure. Muqueuse vésicale enflammée. Intestins accolés. Grande quantité d'urine dans le péritoine.

58. SYME. — Homme, 32 ans. Chute. Mort en douze heures. Rupture du fond de la vessie. Déchirure de la symphyse pubienne et luxation du fémur.

59. A. WERNHER. — Homme, 51 ans. Chute d'un grenier. Mort le septième jour. Rupture en arrière. Urine dans le péritoine. Pubis gauche fracturé.

60. A. WILLETT, p. 221. — Adulte. Chute. Mort en vingt-quatre heures. Grande rupture sur le fond de la vessie, par laquelle s'est introduite une anse intestinale. Péritonite généralisée. Beaucoup de liquide sanguino-urineux dans le péritoine.

61. H. ROONHUYSEN, p. 164. — Homme. Chute d'une croisée sur un balcon. Mort au bout de quatorze jours. Rupture, près du fond. Urine et exsudats dans le péritoine.

62. SCHAARSCHMIDT, III, p. 55. — Homme, se heurte sur un pieu. Mort le troisième jour. Rupture de la vessie. Urine dans le ventre.

63. PLATERUS. — Homme, tombe, rebondit sur un corps dur. Rupture sur la paroi postérieure. Epanchement d'urine dans el péritoine.

Ferraton.

64. CUSAK. — Homme. Chute sur un banc. Le troisième jour, paracentèse au-dessus de la symphyse publenne, évacue une quantité abondante d'urine claire. Mort le huitième jour. Déchirure oblique en arrière et à droite. Intestins accolés et adhérents à la paroi abdominale, au niveau de la ponction. Une pinte d'urine dans le bassin.

65. SYME (V. St. Smith., 27). — Femme, 26 ans. Chute sur le bord d'une cuve. Mort le sixième jour. Petite rupture au fond de la vessie, bouchée en partie. Péritonite marquée.

66. J.-F. SOUTH (V. St. Smith., 28). — Homme, 35 ans. Chute sur un banc. Mort la trente-sixième heure. Rupture intrapéritonéale de la vessie.

67. R.-W. SMITH. — Femme, 53 ans, Chute sur le bord d'une cuve. Mort le cinquième jour. Rupture étendue en arrière et en haut. Signes de péritonite.

68. BOWER. — Homme, 29 ans. Chute sur le bord d'une table. Mort le sixième jour. Rupture d'un demi-pouce de long en arrière et en haut.

69. MOTT. — Homme, 35 ans. Tombe, le ventre en avant, de quelques pieds. Mort le deuxième jour. Rupture de 3 doigts de long, près du fond.

70. BUSH. — Homme. Chute sur un pied de lit. Mort le quatrième jour. Rupture du fond de la vessie. Péritonite étendue.

71. J. GRUBER. — Homme, 32 ans. Chute de 6 pieds de haut sur une caisse, le ventre en avant. Peut se relever. Mort au bout de quatre-vingts heures. Rupture intrapéritonéale en avant et à droite près du sommet. Liquide floconneux dans le ventre.

72. TAYLOR, p. 515. — Homme. Chute contre une marche. Fait quelques pas. Mort en vingt-quatre heures. Rupture de la vessie.

73. WEISBACH. — Sous-officier. Coup contre l'angle d'un coffre. Mort le huitième jour. Rupture horizontale de 5 centim. sur le fond de la vessie. Beaucoup de pus dans le péritoine.

74. COOPER. — Femme, 47 ans. Ecrasée par une voiture. « Réaction incomplète ». Mort au bout de 17 heures. Déchirure intrapéritonéale en haut et en avant. Fracture du bassin. Déchirure de la symphyse pubienne.

75. COOPER. — Homme, 42 ans. Ecrasé par une voiture. Mort le deuxième jour. Rupture étendue à la face postérieure. Signes de péritonite légère.

76. JOHN ADAMS. — Jeune fille, 15 ans. Ecrasée par une voiture. Morte le premier jour. Rupture du fond de la vessie. Fracture du pubis et de l'os iliaque droit.

77. EWBANK. — Homme. Ecrasé par une voiture. Mort le cinquième jour. Ouverture dentelée et gangrenée à la paroi postérieure et supérieure. Faible quantité d'urine dans le péritoine.

78. KIRKBRIDE. — Homme, 50 ans. Ecrasé par une voiture. Collapsus. Mort la troisième heure. Rupture à la paroi postérieure.

79. E. ROSE. — Homme, 32 ans. Ecrasé par une voiture. Mort en quarante-huit heures. Rupture, partie postérieure et supérieure. Fracture du cotyle, du tibia, des côtes, déchirure du muscle pectoral et du poumon droit.

80. H. WILLIAMS. — Homme, 26 ans. Ecrasé par une voiture. Mort en trente-quatre heures. Rupture de un demi-pouce en arrière et en haut. Grande quantité d'urine sanglante dans le péritoine.

81. HALL. — Homme. Ecrasé par une voiture. Collapsus. Mort en quarante-cinq heures. Rupture intrapéritonéale en arrière et à droite, extrapéritonéale en avant. Déchirure de la symphyse pubienne. Fracture de l'os iliaque.

82. F. LENTE. — Homme, 18 ans. Pris entre deux voitures. Collapsus. Mort en deux jours. Rupture d'un pouce au fond de la vessie. Liquide séreux dans le péritoine. Rupture de la symphyse pubienne.

83. WATSON. — Homme, 27 ans. Reçoit un coup violent sur le dos. Collapsus. Mort le deuxième jour. Rupture de trois doigts au fond de la vessie. Un peu d'urine dans le péritoine.

84. Bell. — Homme. Renversé sous son cheval, Mort. Déchirure intrapéritonéale de la vessie.

85. St. Smith. — Homme, 35 ans. Renversé sous son cheval. Mort le troisième jour. Rupture transversale de 4 pouces, au fond de la vessie. Iléon enflammé, presque noir. Déchirure de la symphyse pubienne.

86. Fleming. — Homme, 60 ans. Eboulement d'un mur. Collapsus. Mort en 48 heures. Rupture intrapéritonéale, en avant. Déchirure de la symphyse pubienne, de l'articulation sacro-iliaque, fracture du sacrum. Beaucoup de sang dans le péritoine.

87. Macewen. — Homme, 19 ans. Ecchymose à l'hypogastre. Mort le troisième jour. Beaucoup de sérosité dans le péritoine. Pas de signes de péritonite. Rupture intrapéritonéale de la vessie.

88. Piérus. — Homme, 23 ans. Mort. Rupture de 2 doigts, au fond de la vessie. Epanchement d'urine dans le péritoine.

89. *Observation inédite* (C.-G. Ferraton). — Cornu, sapeur au 16e bataillon de chasseurs à pied, âgé de 44 ans, bien constitué, a été apporté à l'hôpital militaire du Dey, le 12 juillet 1866, à 6 heures du matin. Il était, dit-on, sans connaissance à ce moment, et d'après le caporal chargé de le faire transporter à l'hôpital sur un brancard, on aurait trouvé le blessé à 4 heures du matin, gisant sur le sol, au-dessous d'une croisée de la caserne d'Orléans, élevée de 7 mètres au-dessus du sol pavé. (La veille au soir, il était rentré ivre à la caserne, et, pendant la nuit, ayant été pris d'un pressant besoin d'uriner, il se serait dirigé vers la fenêtre et précipité, sans le vouloir, dans le vide.) Il aurait recouvré ses sens peu de temps après son admission à l'hôpital, et accusé immédiatement une soif vive et une envie d'uriner impossible à satisfaire.

Au moment de la visite du matin, le malade est dans l'état suivant : face très pâle, traits altérés exprimant une vive souffrance ; yeux enfoncés ; 104 pulsations ; 21 respirations. Hypothermie générale très sensible. Douleurs violentes dans tout l'abdomen, plus marquées à l'hypogastre. Ténesme vésical continu ; impossibilité de rendre une seule goutte d'urine, malgré les plus grands efforts.

Le cathétérisme retire de la vessie quelques gouttes seulement d'un liquide boueux, urine mélangée de sang. Soif inextinguible.

Ecchymoses au pourtour de l'orbite gauche, à l'épaule du même côté ; fracture des 9° et 10° côtes gauches ; épanchement de sang dans le genou droit ; plaie contuse de 4 centimètres de long à l'éminence hypothénar gauche. Cette plaie a tout à fait l'aspect d'une plaie faite sur un cadavre ; pas la moindre trace de travail inflammatoire.

Prescription. Diète. — Deux litres d'infusion de feuilles d'oranger chaude. Lavement laxatif. Pansement simple des plaies ; eau blanche sur les parties contuses. Sinapismes aux extrémités inférieures. Réchauffer le malade.

Malgré les recommandations faites, le malade boit beaucoup (2 litres d'infusion de feuilles d'oranger, plus 4 litres de limonade tartrique). Il a des vomissements, surtout des envies de vomir. Une selle abondante.

Le 13, même aspect du malade. Le ventre est de plus en plus tendu, et douloureux à la pression ; les envies d'uriner sont aussi vives et toujours impossibles à satisfaire. La sonde n'amène aucune goutte d'urine. Pas de selles. Un bouillon prescrit n'a pas été pris. Six litres de limonade tartrique sont absorbés (on en avait prescrit trois). Frictions sur le ventre avec la pommade belladonée. Cataplasmes émollients. La plaie ne présente toujours pas la moindre trace de réaction inflammatoire.

Le 14, exagération de tous les symptômes. Le sommeil a été nul pendant la nuit précédente ; plaintes continuelles, fréquentes envies d'uriner ; vains efforts sur la chaise pour les satisfaire. Envies de vomir, suivies d'effet seulement après l'ingestion de boissons. (Le blessé ne vomit pas toutes les fois qu'il boit.) Délire intermittent. La respiration s'embarrasse de plus en plus, et Cornu meurt à 10 heures du matin, ayant, jusqu'au dernier moment, conservé sa connaissance.

Autopsie. — On constate que le péritoine n'est nullement enflammé, ne contient pas la moindre trace d'un liquide quelconque. Rupture intrapéritonéale de la vessie, de 4 centimètres de long, siégeant à trois centimètres au-dessous du sommet. Tous les autres organes abdominaux sont sains. La plaie de la main est telle qu'elle était au moment de l'entrée du malade à l'hôpital, c'est-à-dire semblable à une plaie faite sur un cadavre. Les parties contusionnées et l'épanchement de sang dans le genou droit ont l'aspect qu'ils avaient le matin du 12.

90. *Observation inédite* (C.-G. FERRATON). — Gavet (Joseph), zouave, 37 ans; 18 ans de service, bien constitué, bien portant. Conduite irrégulière. (Deux fois cassé du grade de sous-officier.)

Le soir du 4 octobre 1866, il rentre ivre à la caserne. Pendant la nuit, le 5, à 1 heure du matin, il éprouve un impérieux besoin d'uriner, se lève, prend la fenêtre pour la porte et tombe du premier étage sur le pavé.

La chute a lieu sur le côté gauche.

Fracture comminutive du coude gauche, compliquée d'une plaie transversale longue de 7 centimètres, siégeant au pli du coude.

Pas d'hémorrhagie. Douleurs de ventre vives.

Depuis cinq heures du matin, envies continuelles d'uriner; miction impossible. Le médecin du régiment le sonde et ne retire que quelques gouttes d'urine sanguinolente. Le malade est apporté à l'hôpital militaire du Dey, le jour de l'accident, à 3 heures de l'après-midi.

Il est examiné immédiatement après son entrée. On le trouve assis dans son lit. Plaintes continuelles. Douleurs vives dans tout l'abdomen, surtout à la partie inférieure ; sueurs froides ; face grippée, yeux enfoncés. Tout le corps est froid et d'une pâleur cadavérique, quoique le malade accuse un sentiment de chaleur insupportable ; pouls presque insensible, filiforme ; 128 pulsations; 44 respirations; ténesme vésical ; miction impossible.

Soif vive, vomissements fréquents, survenant surtout après l'ingestion des boissons. On porte le diagnostic de rupture intrapéritonéale de la vessie, sans péritonite, et l'on pronostique la mort pour le lendemain. Traitement. Diète. Glace dans la bouche; onctions de pommade mercurielle belladonée sur le ventre. Pansement simple de la plaie et immobilisation du membre fracturé. Réchauffer le malade. Dans la nuit du 5 au 6, insomnie ; vomissements fréquents peu abondants, légèrement amers, d'un liquide albumineux, filant, avec léger dépôt floconneux vert foncé. Soif vive. Deux fois envies d'uriner. Miction impossible.

Le 6, à la visite du matin, le malade rejette une gorgée d'un liquide bilieux jaunâtre. Anorexie; ventre plus douloureux que la veille, plus tendu. Algidité persistante. Le pouls, plus sensible à gauche qu'à droite, est aussi fréquent que la veille ; 48 respirations. De temps en temps les yeux se ferment à moitié ; ils sont convulsés en haut. Diète; limonade tartrique. Vin cordial. Glace dans la bouche ; onctions de pommade belladonée.

Mort à 2 heures 1/2 de l'après-midi, précédée d'un peu de délire; après que la respiration s'est embarrassée de plus en plus, que l'écume bronchique a envahi la bouche et les fosses nasales. Le blessé n'a cessé de se plaindre et de parler qu'un quart d'heure avant la mort.

Autopsie, faite le 7 à 11 heures du matin. Le péritoine ne contient ni urine, ni sang, ni sérosité, ni pus, ni fausses membranes ; il n'est ni injecté, ni enflammé. La vessie, revenue complètement sur elle-même, ne contient pas d'urine. A 3 centimètres au-dessous du sommet, en arrière, rupture de 5 centimètres de long, déchiquetée ; les lèvres de la plaie ne sont ni rouges, ni tuméfiées ; elles ne présentent pas de trace d'inflammation ou de réparation. Les autres viscères sont sains. La plaie du bras est restée absolument ce qu'elle était au moment de l'entrée du blessé à l'hôpital ; elle ne présente ni tuméfaction, ni rougeur, ni aucune sécrétion. On aurait pu croire qu'elle venait d'être faite *post mortem*.

25 *bis*. WALTER DE PITTSBURG. Homme, 22 ans. Coup sur l'hypogastre. Dix heures après, laparatomie. Section de 6 pouces de long des parois abdominales sur la ligne blanche. On enlève avec une éponge une pinte d'urine sanglante. Déchirure de deux doigts près de la base de la vessie. Suture entortillée de la plaie abdominale. Cathéter en permanence. Diète sévère. Opium. La plaie abdominale se ferme en une semaine. Le dixième jour, lavement alimentaire. Pendant trois semaines, il est sondé toutes les quatre heures. L'urine sort ensuite librement par l'urèthre. Guérison.

ÉTIOLOGIE

Il faut distinguer dans l'étiologie des ruptures de la vessie des causes prédisposantes et des causes efficientes.

Parmi les premières, les unes sont de peu d'importance ;
ce sont celles qui tiennent au pays, à l'âge, au sexe ; les
autres sont plus intéressantes : ce sont celles qui tiennent
à l'état physique et organique dans lequel se trouve la
vessie au moment de l'accident qui détermine sa rupture.

Les ruptures de la vessie se rencontrent beaucoup plus
fréquemment en Angleterre et en Allemagne qu'en France.
Cela tient à l'usage souvent exagéré que l'on fait dans ces
pays de boissons alcooliques, la bière, par exemple, qui
provoquent une abondante diurèse, et mettent la vessie,
comme nous allons le voir, dans de bonnes conditions pour se
rompre. Il faut aussi tenir compte de la fréquence des rixes
que provoquent les habitudes alcooliques dont nous ve-
nons de parler.

Les ruptures de vessie s'observent chez le fœtus (Robert
Lee ; Malgaigne, W. Kings). Elles sont très rares chez les
enfants, qui vident à tout moment leur vessie. Le maxi-
mum de fréquence s'observe chez l'adulte, qui est exposé
à tous les traumatismes, et chez le vieillard, dont
les organes génitaux urinaires sont souvent malades.

Les hommes sont, pour la même raison que les adultes,
beaucoup plus souvent frappés que les femmes, qui retien-
nent plus longtemps leurs urines, mais dont les occupa-
tions sont plus calmes et la sobriété plus grande. Sur 47

cas, Houel n'en trouve que cinq se rapportant au sexe fé-
minin.

Tous les auteurs ont donné comme cause prédisposante
essentielle des ruptures de la vessie la réplétion de cet organe par l'urine. Cette condition pourrait même être don-
née comme nécessaire ; car, dans le cas où l'on voit des ruptures se produire sur des vessies vides, la lésion vésicale
s'accompagne de grands désordres du côté du bassin, et la
rupture est produite par une esquille détachée de la cein-
ture pelvienne. On a donc affaire, en réalité, à une déchirure, et non à une rupture. La réplétion exagérée peut être
le résultat d'une émotion violente, qui tout à la fois aug-
mente la sécrétion et retarde l'excrétion ; c'est ce qu'on observe chez des soldats dans l'ardeur du combat ; bien plus
souvent elle tient à l'ivresse. Quant au résultat néfaste de
la surdistension, il s'explique aisément : en se dilatant,
en effet, la vessie contracte de nouveaux rapports ; elle se
rapproche des pubis et se trouve ainsi plus facilement lé-
sée par des éclats osseux ; puis, elle sort du bassin, se met
en rapport avec la paroi abdominale, paroi souple, incapable de la défendre, comme le bassin, contre les traumatismes ; sa face postérieure enfin remonte au niveau de l'angle sacro-vertébral, condition que Laugier donne comme
très défavorable.

La distension de la vessie produit en outre un écartement de ses fibres musculaires, et par suite un affaiblisse-
ment de la paroi vésicale. Quand la distension arrive à
un certain degré, les fibres musculaires laissent entre elles
des espaces libres, à travers lesquels la muqueuse s'a-
dosse à la tunique séreuse. Cette portion de la paroi, plus
faible, se laisse distendre et il se forme ainsi des poches ex-
travésicales, souvent très volumineuses, que l'on a prises

pour des vessies multiples, et qui ne sont en réalité que des hernies tuniquaires. On comprend facilement comment une telle disposition peut favoriser les ruptures ; Houel va même jusqu'à prétendre que toute rupture est précédée d'une hernie tuniquaire. La réplétion de la vessie par l'urine est donc une condition nécessaire pour que la rupture soit possible ; cette condition est-elle suffisante ? En d'autres termes, la surdistension peut-elle, à elle seule, provoquer la rupture ? Tous les auteurs sont d'accord pour répondre par la négative. Dans un pareil cas, si la vessie se rompt, c'est qu'elle est, d'une façon quelconque, altérée.

C'est par la surdistension de la vessie, et aussi par les lésions plus ou moins graves qu'entraînent la décomposition et la stagnation de ce liquide dans son réservoir, qu'agit la rétention d'urine : Cette rétention peut être le fait d'un rétrécissement de l'urèthre, d'une hypertrophie de la prostate, d'une rétroversion utérine, d'une grossesse, d'une tumeur, d'une paralysie. Mais ce n'est nullement, comme certains l'ont pensé, en s'opposant à la sortie de l'urine, au moment du traumatisme, que ces différentes causes agissent. L'urèthre ne joue jamais, dans ces cas, le rôle de soupape de sûreté. Frappée, la vessie se rompt, sans que le sphincter cède : c'est l'opinion de Bartels.

La principale cause de rupture, après la réplétion de la vessie par l'urine, c'est l'alcoolisme. Il est même à noter que, dans une bonne moitié des cas, ces deux causes se trouvent réunies. L'alcoolisme aigu agit par la quantité de liquide ingéré, par l'action souvent diurétique des boissons spiritueuses ; il agit aussi en atténuant le besoin d'uriner, et en permettant ainsi au sujet de conserver, sans s'en apercevoir, dans sa vessie, une grande quantité d'urine ; il rend les accidents plus fréquents, en enlevant à l'homme la conscience de ce qu'il fait et l'usage normal de ses sens. C'est ainsi qu'il arrive souvent que des hommes ivres prennent la fenêtre pour la porte. De plus, l'alcool a sur le muscle une action physiologique toute particulière. Il diminue considérablement sa force élastique, le prédispose par conséquent à se rompre. Quant à l'alcoolisme chronique, il produit dans la vessie, comme dans les autres organes, des altérations qui diminuent notablement la résistance des tuniques muqueuse et musculaire.

On comprend de même, qu'en dehors de ces altérations provenant de l'abus d'alcool, tout mauvais état des parois vésicales, qu'il provienne d'une cystite, d'un cancer, d'une tuberculose, ou de toute autre cause, en diminuant la force de l'organe, en rendra les ruptures plus faciles.

Les causes efficientes sont des traumatismes directs ou indirects.

Traumatismes directs. — La rupture peut être occasionnée par un coup sur l'hypogastre, la vessie étant pleine : coup de poing, de pied, de genou, de canne, de barre de fer, éclat d'obus. Le ventre peut avoir subi une pression très-considérable (cavalier pris sous son cheval ; passage d'une roue de voiture, tamponnement d'un wagon, éboulement, etc.). Ces cas se compliquent souvent de désordres graves, tels que fracture du bassin. Tantôt alors, il y a vraiment rupture concomitante simplement à la fracture du bassin ; tantôt la lésion vésicale est produite par un fragment osseux ou la disjonction de la symphyse. L'abdomen heurte un corps résistant, le coin d'un banc, d'une table, d'un trottoir.

Traumatismes indirects. — La rupture peut survenir à la suite d'une chute sur les pieds, les genoux, les ischions, le côté, les lombes, la nuque. Il n'est pas besoin que la chute ait lieu d'un endroit élevé. C'est ainsi que l'on observe des ruptures à la suite de chute d'un premier étage, de hauteur d'homme.

Les ruptures de la vessie pendant l'accouchement sont produites par la contraction violente des muscles de l'abdomen ou par des manœuvres maladroites.

Par un mécanisme semblable se produisent les ruptures dites spontanées, survenant pendant les violents efforts de miction, dans les cas de rétention complète d'urine (valvule du col, hypertrophie du lobe médian de la prostate). Ces ruptures spontanées sont rares : pour 250 ruptures traumatiques, 30 ruptures spontanées. Elles sont rarement intrapéritonéales.

Des ruptures peuvent enfin succéder à la gangrène de l'organe.

MECANISME.

Nous avons étudié les causes des ruptures de la vessie ; voyons maintenant par quel mécanisme ces ruptures se produisent.

Plusieurs auteurs, s'appuyant sur une remarque de Laugier, ont prétendu que c'est le promontoire formé par l'angle sacro-vertébral qui produit les ruptures intrapéritonéales, en s'enfonçant comme un coin dans la vessie .en la brisant par un traumatisme direct de dehors en dedans. Cette théorie n'est pas admissible ; ce n'est pas en effet au niveau de l'angle sacro-vertébral que se produisent ordinairement les ruptures. D'un autre côté, on comprend dif-

ficilement, dans cette hypothèse, comment l'angle. sacro-
vertébral peut contusionner la vessie avec une force capable de la déchirer, surtout si l'on songe que cet angle est
arrondi, nullement aigu, et se trouve séparé de la paroi
postérieure de la vessie par du tissu cellulaire, l'S iliaque,
et l'utérus chez la femme, toutes parties qui font l'office
d'un coussin protecteur, comme le fait remarquer le
Dr Amiet. '

Houel n'a pas élucidé cette question du mécanisme. Il a
simplement fait des expériences sur la force de résistance
des parois vésicales. Il a expérimenté sur quatre cadavres,
injectant dans leur vessie de l'eau à l'aide d'une pompe
foulante. Il a constaté que, le ventre fût-il ouvert ou fermé
la vessie se rompait, quand la pression atteignait une at-
mosphère. La muqueuse se rompait la première; la rupture n'avait pas de siège précis.

Le Dr Amiet s'est beaucoup plus rapproché, dans ses
expériences, des conditions dans lesquelles se produisent,
sur le vivant, les ruptures vésicales. Il a expérimenté sur
des vessies de cochon remplies d'eau, et a étudié l'action
graduée de poids connus appliqués sur une même surface
de 46 centimètres carrés. De ces expériences il conclut que :
« la force nécessaire pour produire la rupture de la vessie
est en raison inverse de l'état de réplétion de l'organe.
Pour rompre une vessie saine en état de distension, il faut
une pression d'au moins 500 grammes par centimètre
carré. » Toute rupture serait précédée d'une hernie tuniquaire extemporanée.

Pour le Dr Amiet, dans les cas de compression de l'hypogastre, la vessie est refoulée contre la colonne vertébrale.
Suivant une loi d'hydrostatique connue, la pression exer-
cée sur un point de la vessie, par suite de l'incompressi-

bilité du liquide, est transmise dans tous les sens avec une égale intensité. Toutes les parties de la vessie étant soumises à une pression égale, la rupture devra se produire dans le point le plus faible, à la face postérieure. Le point faible pourrait du reste varier suivant les individus. Dans les cas de choc, il arriverait ce qu'il arrive dans la recherche du liquide de l'ascite, quand on produit le phénomène du flot. Le choc se transmettrait au point situé à l'opposé du point frappé. C'est ainsi que des ruptures de la partie postérieure et supérieure seraient produites par des coups portés de bas en haut, et d'avant en arrière.

Cette théorie est très ingénieuse ; mais elle ne rend pas compte de tous les cas ; et, pour nous, le mécanisme est autre, du moins dans de nombreuses observations, entre autres dans celles que nous rapportons.

Admettons que d'un lieu plus ou moins élevé, nous laissions tomber librement dans l'espace une sphère membraneuse complétement remplie de liquide. Quand la sphère touchera le sol, elle tendra à s'aplatir ; elle s'aplatira plus ou moins. En effet, d'après la loi formulée par Newton : « Quand un corps soumis à l'action d'une force agit sur un autre, ce dernier réagit dans un sens directement opposé sur le premier, et avec la même intensité. » Si donc, dans notre cas, la pesanteur agit de haut en bas avec une intensité égale à x, lorsque la sphère viendra frapper le sol, celui-ci réagira sur elle avec une force égale à x et dans un sens opposé, c'est-à-dire de bas en haut ; la sphère s'aplatira comme si elle était pressée entre deux plans parallèles tendant à se rapprocher l'un de l'autre. Mais alors, si les deux pôles se rapprochent, la capacité sera diminuée, et le liquide, incompressible par nature, se portera avec force vers l'équateur de la sphère, dont les parois en cet endroit seront d'abord distendues outre mesure et enfin se déchireront, lorsque leur tension sera portée au delà de leur limite d'élasticité. Si les parois membraneuses de la sphère étaient également résistantes partout il n'y aurait pas de raison pour qu'elles se rompissent plutôt dans un point de l'équateur que dans un autre ; la rupture aurait lieu circulairement et comprendrait toute la circonférence de la sphère ; le liquide serait projeté sous la forme d'une auréole régulière, comparable à celle que l'on obtient avec l'appareil imaginé par Savarz pour étudier le choc de deux veines liquides opposées.

Il se produit un phénomène semblable dans une goutte de pluie, qui, touchant le sol, s'aplatit d'abord, puis projette au loin dans toutes les directions les molécules qui la composaient.

Mais les parois d'une sphère membraneuse offrent toujours un point plus faible, moins bien soutenu, et c'est là qu'elles se rompent pour laisser échapper leur contenu. Elles sont rompues par une force agissant de dedans en dehors, par l'effort que fait le liquide pour s'échapper.

Voulant savoir si la réalité répondait à la théorie, nous avons fait quelques expériences qui l'ont confirmée pleinement. Prenant des vessies de porc déséchées, nous les avons ramollies dans l'eau, remplies du même liquide, et solidement fermées avec de la ficelle. Les vessies ainsi préparées ont été précipitées d'une hauteur de trois mètres sur un sol uni, pavé de dalles de marbre. Au moment où les vessies ont touché le sol, elles se sont rompues, et le liquide a été projeté au dehors. La rupture eut lieu avec la même facilité, quand les vessies furent précipitées d'une hauteur de deux mètres sur un sol recouvert d'une légère couche de paille et de foin. Dans tous les cas la rupture se

fit sur les côtés, jamais sur la portion qui touchait le sol
ni sur la paroi opposée.

Deux musettes, faites de toile très forte, présentant de
chaque côté une couture des plus solides, furent remplies
d'eau, fermées avec une corde et précipitées de la hauteur
d'un premier étage. En arrivant sur les dalles de marbre,
elles se rompirent comme les vessies; mais ce fut une des
coutures qui céda : la couture représentait ici le point faible
de l'appareil.

Les choses se passent-elles absolument ainsi chez
l'homme qui, dans une chute, se rompt la vessie? Non,
sans aucun doute. Ici, en effet, les phénomènes sont modi-
fiés par les points d'appui que la vessie, distendue par
l'urine, trouve dans les parois du petit bassin. Jamais une
vessie saine ne se rompra dans un point situé, pendant sa
distension, au dessous du détroit supérieur; car là, elle se
trouve soutenue, et dans l'impossibilité de se prêter à une
distension exagérée. Les parois du bassin jouent ici, envers
la vessie surdistendue, le rôle de ces cercles d'acier dont
on entoure les chaudières pour les empêcher d'éclater.

Au sommet de l'organe porte en partie la masse du pa-
quet intestinal. Ici les fibres des trois couches musculaires
sont plus rapprochées les unes des autres et y forment un
plan plus épais, et par conséquent plus résistant. La rupture y sera donc rare. A la face antérieure, entre le sommet de la vessie et le bord supérieur du pubis, les fibres
musculaires, pendant le distension de l'organe, s'écartent :
les tuniques s'amincissent, et la rupture devient ainsi plus
facile, surtout si, au moment de l'accident, la paroi abdominale est relâchée et n'oppose pas à la vessie une conten-
tion protectrice. Les ruptures seront assez fréquentes en
cet endroit. Mais c'est la face postérieure, la portion de la

paroi située entre le sommet de l'organe et le point correspondant à l'angle sacro-vertébral, c'est cette portion qui se développe le plus quand la vessie s'emplit; c'est là que les fibres musculaires s'allongent et s'écartent le plus; c'est cette face qui s'amincit le plus, qui se trouve le moins bien soutenue ; c'est elle qui se rompra le plus souvent.

Nous avons fait sur le cadavre des expériences analogues à celles que nous avons citées plus haut. Ces expérences sont au nombre de quatre.

Première expérience. — Cadavre d'un militaire mort la veille, de fièvre typhoïde.

Rigidité cadavérique; parois abdominales tendues, à peu près plates. On injecte de l'eau dans la vessie; à un certain moment il se produit une résistance, que l'on attribue à l'action de la paroi abdominale rigide. Pour supprimer cet obstacle, on circonscrit cette paroi par une incision courbe, à sommet tangent au pubis, et on relève le lambeau. La vessie est ensuite complétement remplie. Elle arrive à égale distance de l'ombilic et du pubis.

Une ligature est appliquée à la racine de la verge. Le cadavre est soulevé, à l'aide d'une corde passée sous les aisselles, à une hauteur telle que le siège est à peu près distant de sept pieds du sol dallé de l'amphithéâtre. Les membres inférieurs sont fléchis et attachés sur le ventre. On laisse tomber le corps. Aussitôt que le bassin touche le sol, le liquide contenu dans la vessie est projeté au loin. Il existe une large ouverture à la partie supérieure de la face antérieure, mais en dehors du péritoine.

Deuxième expérience. — Cadavre d'un matelot mort la veille de la fièvre typhoïde.

L'autopsie ayant été faite, le ventre est ouvert, les intestins enlevés. Rigidité cadavérique complète. On injecte de l'eau dans la vessie jusqu'à forte distension des parois. Le cadavre, disposé comme dans l'expérience précédente, est précipité de la même hauteur; il tombe sur le siège. La rupture de la vessie a de 5 à 6 centimètres d'étendue; elle est située à la face antérieure de la vessie, dans un point situé, dans l'état de distension, au-dessus du pubis. La rupture n'intéresse pas le péritoine ; elle s'étend verticalement de bas en haut, jusqu'à la partie la plus élevée de la face antérieure.

TROISIÈME EXPÉRIENCE. — Cadavre de militaire, vigoureusement constitué, mort la veille d'un accès pernicieux. Rigidité très prononcée. Les parois abdominales sont assouplies par un massage. La vessie, distendue par l'eau, atteint presque l'ombilic. Le cadavre, précipité dans les mêmes conditions que précédemment, tombe sur les ischions. A l'ouverture du corps, la vessie contient encore une certaine quantité de liquide.

Le reste est infiltré dans le tissu cellulaire du bassin. Rupture de la face antérieure à 5 centimètres du sommet ; ouverture irrégulièrement arrondie de 3 centimétres de diamètre. Le péritoine n'est pas intéressé.

QUATRIÈME EXPÉRIENCE.— Cadavre d'un militaire mort subitement depuis trente-six heures. Rigidité cadavérique prononcée. Les parois abdominales sont assouplies par malaxation. La vessie, remplie d'eau, atteint le milieu de l'espace situé entre le pubis et l'ombilic. Le cadavre, disposé comme précédemment, tombe sur le siège, mais incliné légèrement en arrière. Rupture de la face postérieure, un peu au-dessous du sommet. Intrapéritonéale.

Dans ces expériences, on le voit, la rupture s'est produite malgré le peu de hauteur d'où le cadavre a été précipité ; elle a toujours eu lieu en dehors des limites du bassin. Dans les trois premiers cas, elle a été extra-péritonéale ; mais il faut remarquer que, dans les deux premiers, les rapports de la vessie avec la paroi abdominale avaient été changés. Dans le quatrième cas, la rupture a été intrapéritonéale.

Dans les cas de traumatismes directs, la rupture peut se produire par un mécanisme analogue à celui qui produit la rupture par chute. La vessie étant distendue, le

corps contondant refoule la paroi abdominale antérieure
d'abord, puis la vessie, diminue la capacité de ce réservoir
et produit la rupture par une force qui, comme plus haut,
agit de l'intérieur à l'extérieur. On peut admettre ici que,
dans certains cas, l'angle sacro-vertébral favorise la rupture en donnant un point d'appui à l'agent contondant. La
vessie est alors pressée entre ce corps contondant et le promontoire

C'est par un mécanisme analogue que la vessie se rompt
dans un accouchement, quand la tête d'un fœtus presse
sur elle; qu'elle se rompt aussi, quand une valvule du col,
une hypertrophie de la prostate s'opposent à l'émission de
l'urine et que le patient contracte sur l'eau contenue dans
sa vessie son diaphragme, ses muscles abdominaux, et les
fibres même de la vessie.

C'est toujours le liquide qui produit la rupture en tendant à s'échapper au dehors.

ANATOMIE PATHOLOGIQUE.

Houel, dans sa thèse de concours pour l'agrégation, prétend que le nombre des ruptures extrapéritonéales de la
vessie est sensiblement égal à celni des ruptures intra-péritonéales. Dans un tableau extrait d'un travail plus ré-
cent du Dr Maltrait, nous trouvons, au contraire, que
les cas de rupture avec lésion du péritoine sont beaucoup
plus nombreux que ceux dans lesquels cette séreuse est
restée indemne. C'est ainsi que pour 95 ruptures intrapéritonéales, on n'en trouve que 57 extrapéritonéales. Cette
prédominence s'explique facilement. En effet, lorsque la
vessie se distend, c'est surtout sa face postérieure, revêtue

du péritoine, qui se développe, et c'est sur cette même face postérieure que se produit, avec son summum d'intensité, l'écartement des fibres musculaires dont nous avons déjà parlé, et qui favorise les ruptures. La portion de la vessie revêtue du péritoine étant, à l'état de distension, la plus étendue et aussi la moins résistante, les ruptures intrapéritonéales devront être les plus fréquentes.

Il est aussi une chose importante à remarquer. C'est que les ruptures de la face antérieure de la vessie peuvent s'accompagner de lésion du péritoine, et cela dans une étendue et avec une fréquence beaucoup plus grande qu'on ne serait tenté de le croire au premier abord. On a pensé pendant longtemps, qu'en se distendant, la vessie soulevait le péritoine, l'écartait de la paroi abdominale pour se mettre en rapport direct avec cette paroi par sa face antérieure. D'après cette théorie, le péritoine ainsi soulevé et écarté échappait aux traumatismes qui pouvaient frapper la paroi antérieure de la vessie. Mais ce n'est pas ainsi que les choses se passent. M. Sappey a fort bien démontré que, tout au contraire, c'était quand la vessie était distendue que les blessures de sa face antérieure avec lésion du péritoine avaient le plus de chances de se produire.

Quand la vessie se distend, la face antérieure se développe peu; le péritoine n'est nullement écarté de la paroi abdominale; mais il se forme en avant de la vessie un cul-de-sac d'autant plus profond que la vessie est plus distendue; c'est ce cul-de-sac qui sera lésé dans les ruptures de la face antérieure de la vessie; c'est ce cul-de-sac que Lister ouvrit en 1873, en pratiquant une taille sus-pubienne chez un enfant de 14 ans.

Laugier plaçait le siège des ruptures intra-péritonéales à la partie postéro-inférieure de la vessie, dans la portion

qui correspond, dit-il, à l'angle sacro-vertébral. Andrew
Ellis prétend que ces ruptures siègent à la partie supérieure
de l'organe.

Houel cite 15 cas où la rupture a eu lieu à la partie postérieure, deux au sommet, une sur les parties latérales. —
Maltrait, sur 83 cas, trouve la rupture 40 fois en arrière;
24 fois en haut; 14 fois en avant, et 5 fois sur les côtés. —
Dans les deux observations que nous publions, la rupture
était située en arrière, à 3 ou 4 centimètres au-dessous du
sommet.

La rupture est ordinairement unique. Cependant on connaît des cas de ruptures multiples : 5 cas dans lesquels il
y avait 2 ruptures, 2 cas où il y en avait 3. Dans les cas de
rupture double, une des ruptures peut siéger à la face antérieure, l'autre à la face postérieure.

Il existe des cas où la rupture n'a porté que sur la muqueuse; mais on comprend que, pour que la rupture soit
intrapéritonéale, il faut qu'elle soit complète.

Les dimensions sont variables. Quelquefois il n'existe
qu'une petite déchirure. La plupart des plaies ont de 1 à
5 centimètres de longueur (30 cas sur 58). Elles peuvent
atteindre de 5 à 12 centimètres (6 cas). On comprend facilement l'influence de l'étendue de la rupture sur la marche
des accidents; de plus, une large rupture pourra se trouver à la fois extra et intrapéritonéale.

La plaie peut présenter toutes les directions : être horizontale, verticale, oblique, semi-lunaire. Le plus souvent, elle est horizontale. Les plaies verticales sont les
moins graves, car, par suite de la disposition des fibres de
la vessie, les bords tendent à se rapprocher, et l'urine s'é-
panche moins facilement hors de son réservoir.

Rarement la rupture se présente sous la forme d'une

plaie béante, d'un trou (sur 95 cas, 16 fois). Le plus ordinairement elle est linéaire. Les tuniques peuvent être inégalement déchirées ; ç'est ainsi que souvent le péritoine est lésé dans une plus grande étendue que les tuniques sous-jacentes ; et, dans ces cas, il peut arriver que la muqueuse vienne faire hernie, en quelque sorte, entre les deux lèvres péritonéales et boucher plus ou moins complètement l'orifice. Des caillots sanguins peuvent aussi s'être formés entre les deux lèvres de la plaie. Ces lèvres ont ordinairement des bords irréguliers, déchiquetés ; ces bords peuvent être taillés en biseau et venir, par la distension de l'organe, s'appliquer plus ou moins exactement l'un sur l'autre ; ce qui peut prévenir l'épanchement d'urine. C'est ce qui arrive surtout dans les ruptures spontanées, où les bords, en même temps, sont minces et très irréguliers. Il est à remarquer, et c'est ce qui ressort de nos deux observations, que, le plus souvent, la plaie vésicale ne présente aucune trace d'inflammation réparatrice ou autre, n'est ni gonflée, ni rouge, n'est recouverte d'aucun exsudat fibrineux, n'offre, en un mot, aucun signe d'un commencement de cicatrisation.

Nous aurons à revenir sur ce fait intéressant à propo du traitement. Il est des cas où les bords de la plaie ont été trouvés gangrenés. Aux environs de la plaie, les tissus sont ordinairement sains ; ils peuvent, cependant, dans certains cas, présenter des traces de contusion, injection des vaisseaux, suffusions hémorrhagiques. La plupart du temps, la vessie est vide, revenue sur elle-même, cachée derrière le pubis, dans le petit bassin. Elle peut présenter toutes les lésions chroniques qui ont pu favoriser sa rupture et entre autres ces diverticulum dont nous avons déjà parlé.

L'aspect du péritoine varie suivant que la mort a été ra-

pide ou n'est survenue que plusieurs jours après le traumatisme.

La mort a-t-elle été rapide? Le péritoine présente son
aspect normal ; il existe seulement quelquefois une légère
injection. Dans les cas où le malade a résisté plus longtemps, on trouve souvent des traces d'inflammation, des
dépôts fibrineux et des fausses membranes ; les intestins
se trouvent agglomérés entre eux. Dans les cas de mort rapide, on ne trouve ordinairement pas d'épanchement, ni
urine, ni sérosité, ni pus. Quand la mort a été tardive, on
trouve des collections qui peuvent être très considérables.
C'est ainsi que sur 3 cas où la mort était survenue au bout
de 24 heures, dans 2 on ne trouve pas de liquide ; dans 1 le
péritoine était plein de sang. Sur 10 cas où la mort survint
au bout de deux jours, on trouva 4 fois peu de liquide (100
à 125 gr.), 6 fois on en trouva beaucoup (300 gr.). Sur 7 cas
où la mort survint au bout de trois jours, 2 fois on trouva
peu de liquide, 5 fois on en trouva beaucoup. Au delà
de ces délais, on a toujours trouvé beaucoup de liquide
dans le péritoine et la quantité a pu aller jusqu'à 15 litres.

Nous nous appesantirons un instant sur cette absence de
lésions péritonéales dans bien des cas. Cette absence nous
a frappé dans les deux observations que nous avons rap-
portées.

On parle toujours, à propos des ruptures vésicales, d'é-
panchements d'urine dans le péritoine, d'inflammation
aiguë consécutive, de mort par péritonite. N'est-il pas éton-
nant que, dans des cas qui sont loin d'être rares, on ne
trouve pas trace, à l'autopsie, de cette prétendue péritonite qui aurait enlevé le malade, de ces épanchements
d'urine qui ont provoqué cette péritonite suraiguë ? On a

expliqué l'absence d'épanchement en faisant remarquer
que les mouvements péristaltiques de l'intestin avaient
pour résultat d'étaler sur toute la surface péritonéale l'u-
rine sortie de la vessie et de dissimuler ainsi un épanchement, même assez important. On a invoqué l'action du
diaphragme, qui opère une sorte d'aspiration ayant le même
résultat. Mais ces mouvements péristaltiques et cette action du diaphragme, de l'avis même de Wagner, l'auteur
de cette théorie, sont diminués ou supprimés quand il y a
péritonite. Il en est de même de la faculté absorbante du
péritoine. Cette explication ne nous paraît donc pas suffisante.

Pour nous, nous ne pouvons admettre une péritonite
suraiguë capable d'enlever le malade sans traces anatomiques de péritonite, un épanchement urinaire, sans vestige
aucun de cet épanchement.

A propos de ces épanchements d'urine, nous nous de-
mandons si souvent, dans les cas où l'on a cru le constater,
on ne se trouvait pas en présence d'une collection de sérosité et non d'urine.

Quant à la péritonite, pour nous, elle n'existe pas dans
ces cas, et c'est de tout autre chose que le malade est mort,
comme nous le verrons plus loin. Nous ne sommes pas les
premiers, du reste, que ce détail ait frappés. Plusieurs ob-
servateurs l'avaient remarqué. C'est ainsi que, dans une
observation rapportée par M. Panas (Gazette des hôpitaux, avril 1868), ce chirurgien s'exprime ainsi : « Le mécanisme de rupture me paraît le plus probable; mais, dans
ce cas, il faut admettre que l'urine épanchée dans le péritoine a dû se résorber pendant la vie sans déterminer de
fausses membranes, ce qui ne laisse pas d'étonner. » Plusieurs autres se sont étonnés de même et ont cru tout ex-

pliquer en disant que les lésions de la péritonite n'avaient pas eu le temps de se développer. Disons plus simplement que ces lésions n'existant pas, la péritonite n'existe pas non plus.

On peut trouver, en outre, à l'autopsie, d'autres lésions produites par le même traumatisme qui a occasionné la rupture : fractures du bassin, disjonction du pubis, etc.

Nos observations sont très intéressantes en ceci, qu'elles portent sur des sujets qui, en même temps qu'ils avaient la vessie rompue, étaient porteurs de plaies, l'un à la main, l'autre à l'avant-bras avec fracture du coude. Or, dans ces deux cas, il s'est produit ce fait remarquable et dont nous ferons ressortir plus loin toute l'importance, c'est qu'au moment de la mort ces plaies avaient absolument le même aspect qu'à l'entrée à l'hôpital, ne présentaient ni tuméfaction, ni rougeur, ni sécrétion, aucune trace en un mot d'un travail d'inflammation et de réparation.

SYMPTOMES.

MARCHE. TERMINAISON. COMPLICATIONS.

Symptômes locaux. — Quand la rupture a eu lieu par cause directe, on constate quelquefois une ecchymose à la paroi abdominale ; mais ceci est loin d'être la règle. Le blessé éprouve à l'hypogastre une douleur plus ou moins vive, s'irradiant vers la région lombaire et les organes génitaux. Cette douleur s'exagère par les mouvements, les efforts de miction et par le palper. Elle manque quelquefois au début. Si, plus tard, la péritonite se déclare, elle s'étend à tout le ventre. Mais il faut remarquer que très souvent cette généralisation de la douleur s'observe dès le début et sans qu'il y ait péritonite. A la région hypogastrique, on ne trouve ni à la vue, ni à la palpation, ni à la percussion, de traces de la vessie ; et l'on conçoit que, dans certains cas où les commémoratifs donnent la certitude de la réplétion de la vessie avant l'accident, ce puisse être là un signe de rupture ; c'est qu'après la rupture, la vessie revient sur elle-même et se ratatine, comme on peut le constater encore par le cathétérisme.

Le malade est tourmenté par de fréquents et douloureux besoins d'uriner. Le ténesme vésical, joint souvent au ténesme rectal, lui fait prendre souvent des positions accroupies bizarres. Malgré tous ses efforts, le patient ne parvient pas, le plus souvent, à émettre la moindre goutte d'urine. Cette impossibilité d'uriner peut tenir à ce que l'urine s'échappe par la plaie vésicale, à ce qu'un caillot bouche l'urèthre, à ce qu'un fragment osseux comprime ce canal. Mais, le plus souvent, nous allons le voir, il y a anurie, défaut de sécrétion. Quelquefois les malades rendent de petites quantités d'urine ; la plaie serait alors plus étroite ; ses bords se recouvriraient : un caillot fermerait la déchirure, etc.

Le cathétérisme retire peu ou point de liquide ; ce liquide est de l'urine plus ou moins sanguinolente, du sang, qui peut être coagulé en caillot ; souvent il sort, d'abord de l'urine claire, puis de l'urine teintée, puis du sang ; d'autres fois, c'est l'inverse. Quand la sonde retire beaucoup de liquide, il y a des chances pour que la rupture soit située dans une partie élevée de la vessie. Le cathétérisme peut être impossible, quand une esquille comprime le canal, par exemple. Quelquefois, la sonde, étant dans la vessie, évacue une certaine quantité d'urine. Si on la déplace alors, il se produit comme un ressaut, et la sonde donne issue à une nouvelle quantité de liquide : c'est qu'elle a traversé la plaie vésicale et recueilli le liquide épanché au dehors du réservoir. Le cathétérisme a pour pour effet de soulager momentanément le malade ; dans certains cas, la miction redevient possible ; c'est que les bords de la plaie se sont rapprochés et ferment la voie de l'urine. (Legouest.) Si l'on pratique le toucher rectal, on ne peut sentir le bas-fond de la vessie ; de plus, le doigt ne semble séparé de la sonde que par une cloison très mince. Le ventre tout entier peut être ballonné et tendu.

Dans certains cas, il est possible de limiter à la percussion des zones de matité et de sonorité, indiquant la présence d'un épanchement dans le péritoine ; le même épanchement peut donner lieu à la fluctuation et à la sensation de flot.

Symptômes généraux. — Au moment de l'accident, le malade ressent une vive douleur à l'hypogastre. Quelques-uns ont prétendu avoir reçu « le coup de la mort ; » d'autres ont cru à une rupture de leur ventre, de leur cœur. Il est cependant des cas où cette douleur ne s'est pas présentée, ce qui tient peut-être à l'état d'ébriété des sujets. Le plus souvent, le blessé ne peut se relever ; mais ce n'est pas là une règle absolue, car, dans plusieurs observations, le blessé a pu regagner à pied son domicile, et les accidents ne se sont déclarés que le lendemain. Peut être avait-on affaire, dans ces cas, à des ruptures dès l'abord incomplètes. — La plupart du temps, la station debout est impossible. Le malade est couché, ses traits sont pâles, altérés ; l'expression de sa face est anxieuse ; la peau est terreuse ; la langue est sèche. Le malade a des hoquets, des nausées, des vomissements bilieux. Le pouls est fréquent, filiforme.

Quelquefois, on observe des signes d'hémorrhagie interne; des syncopes peuvent se produire. La respiration est précipitée, très souvent elle est exclusivement costale. — On a observé des sueurs profuses ; mais ce n'est pas la règle. Tout au contraire, il semble y avoir le plus souvent arrêt des sécrétions ; c'est ainsi que la sécrétion salivaire est fortement diminuée, ce qui explique la sécheresse de la bouche ; c'est ainsi que la sécrétion urinaire est abolie, ou à peu près.

Le malade peut être anéanti, inconscient. Il ne répond aux questions que par des gémissements ou des grognements. Mais cette abolition de l'intelligence doit être mise, dans bien des cas, sur le compte de l'alcoolisme aigu ou de la commotion cérébrale. Dans le premier cas, elle est passagère, et disparaît quand le malade est dégrisé. D'autres fois, on observe du délire. Souvent l'intelligence est nette et reste nette jusque dans les derniers moments. Tantôt le malade est calme, tantôt il y a agitation, tantôt collapsus. On a observé des frissons irréguliers, semblables à ceux qui se produisent chez certains sujets après un simple cathétérisme, ou une opération quelconque pratiquée sur les voies urinaires. Ces frissons ont été mis sur le compte de la fièvre urineuse.

Terminons cette énumération par l'énoncé d'un symptôme capital, que les auteurs n'ont nullement fait ressortir jusqu'ici, et qui, s'il n'existe pas toujours, se présente dans la grande majorité des cas, et, joint à l'anurie et aux vomissements, donne jusqu'à un certain point aux blessés atteints de ruptures de la vessie l'aspect de cholériques ; je veux parler du refroidissement.

La plupart des auteurs semblent admettre que la périto-

nite est une conséquence nécessaire de la rupture intrapéritonéale de la vessie. Pour eux, la mort arrive toujours
par péritonite. — Qu'il y ait chez de tels blessés des symptômes qui sont ceux de la péritonite, douleurs abdominales, vomissements verdâtres, etc., nous ne le contestons
pas ; mais il est bien d'autres affections que la péritonite qui
donnent lieu à des douleurs abdominales, à des vomissements verdâtres. Que la péritonite puisse, dans certains cas,
compliquer la rupture et tuer le malade, nous ne le nions
pas. Mais nous pensons que c'est là l'exception, et que
toute autre est la marche du mal dans la généralité des
cas.

Hourmann, dans son observation de rupture de vessie,
constate que le péritoine n'offrait aucune trace de phleg-
masie, que la vessie était exempte d'inflammation. Si les
phénomènes vitaux de l'inflammation n'ont pu se développer, c'est, dit l'auteur, parce que la constitution du blessé
était détériorée. Enfin, dit-il, on peut rapprocher cette
observation de celles déjà nombreuses, où l'on voit la bile,
le sang, des corps étrangers même introduits dans la cavité
péritonéale n'y donner lieu à aucun phénomène inflammatoire.

Il est très remarquable, suivant Vidal de Cassis, que le
fœtus, dont le cadavre a été montré à la Société de chirurgie par Malgaigne, et qui avait aussi une rupture de la
vessie, avait un péritoine rempli d'un liquide très limpide
et ne présentant aucune trace d'inflammation. Le même
auteur conclut que, dans le cas de rupture de la vessie, le
malade est d'abord tellement frappé, empoisonné, qu'il ne
réagit pas même assez pour qu'une inflammation s'établisse.
Chez le sujet de l'observation de M. Panas (*Gazette des hôpitaux*, 1868), il n'y avait dans la vessie ni urine, ni sang,

pas plus que dans la cavité péritonéale, dont les parois étaient lisses et dépourvues de fausses membranes. Il faut admettre, dit M. Panas, que l'urine épanchée dans le péritoine a dû se résorber pendant la vie sans déterminer de fausses membranes, ce qui ne manque pas d'étonner un peu. Pour ce qui est de l'anurie, elle peut s'expliquer, d'après M. Panas, par le mauvais état général du malade, qui faisait de lui presque un cadavre.

Dans les deux observations que nous publions, l'absence de toute inflammation a été aussi constatée.

De tout ceci retenons que, le plus souvent, on ne trouve pas trace d'inflammation dans le péritoine. Au lieu de nous en étonner, d'en chercher la cause dans un empoisonnement problématique, ou dans l'extrême débilité du blessé, qui n'a été notée que deux fois, voyons si la physiologie pathologique ne pourrait pas jeter un jour nouveau sur cette question.

M. Brown-Séquard étend un liquide très caustique, du chloral anhydre le plus souvent, sur la poitrine d'un lapin. Cet animal se refroidit avec une rapidité prodigieuse et meurt après un temps très court, une, deux, ou trois heures. Un sinapisme sur le ventre et la poitrine d'un cobaye produit les mêmes effets. — Deux cobayes ont le ventre traversé par une balle de révolver ; ces animaux se refroidissent et meurent presque instantanément ; cependant ils n'ont pas perdu une goutte de sang. M. Brown-Séquard admet que, dans ces cas et dans tous les autres analogues où les nerfs périphériques ont été irrités, la mort arrive par arrêt des échanges entre le sang et les tissus ; et cet arrêt est prouvé par la couleur du sang, qui revient dans les veines rouge comme du sang artériel.

Cette théorie nous semble riche en déductions pathologiques. A la suite d'une arthrite du genou ou d'une fracture de la rotule, par exemple, le triceps crural s'atrophie. Pourquoi? Est-ce parce que ce muscle est condamné au repos? Non; car le muscle du côté opposé peut être immobilisé péndant le même temps sans s'atrophier. En prenant la température, on trouve que la cuisse du côté malade est plus froide que celle du côté sain. M. le Dr Rédard, auteur d'un mémoire sur les Températures locales qui va paraître prochainement, a plusieurs fois constaté le fait. Le sang qui irrigue la cuisse du côté de l'arthrite a les mêmes qualités que celui qui irrigue la cuisse du côté sain; il y arrive en quantité au moins égale : « Ubi stimulus, ibi fluxus. » Si donc il y a atrophie, s'il y a abaissement de la température de la cuisse malade, c'est que le travail d'assimilation qui produit la chaleur est ici diminué. Par suite de l'irritation des nerfs de l'articulation du genou, il y a, sinon arrêt, du moins diminution des échanges entre le sang et le muscle.

Dans les expériences qu'a faites M. Rédard sur les effets de l'élongation des nerfs sur la température périphérique, il a constaté, qu'immédiatement après l'élongation du sciatique, la température du membre opéré s'abaisse notablement (1 à 2°). Du côté sain la température s'abaisse aussi, mais à un moindre degré.

L'hypothermie du côté opéré est persistante (deux à trois mois). Elle disparaît du côté sain au bout de deux à trois jours.

Nous avons remarqué dans la relation de ces expériences que, lorsque l'hypothermie est forte, il survient des troubles trophiques, de l'atrophie du membre ; et que ce n'est qu'au moment où la température s'élève que la plaie s'enflamme et suppure. La nutrition, assimilation et

désassimilation, est sous la dépendance du système nerveux. Elle cesse ou diminue sous l'influence de l'irritation des nerfs périphériques; ceux-ci agissent par action
réflexe sur les cellules nerveuses d'où naissent les nerfs
trophiques et déterminent sur ces cellules une action dite
inhibitoire. En d'autres termes, dans ces cas, l'irritation
des nerfs périphériques détermine par action réflexe la
léthargie des cellules nerveuses qui président à la nutrition.

C'est de cette façon qu'agissent probablement les rubé-
fiants, les vésicants, les cautérisations, en un mot tous les
agents révulsifs et dérivatifs.

L'exemple précédent, choisi entre bien d'autres, suffit
pour démontrer que l'arrêt des échanges peut être localisé,
limité à un organe, à une partie plus ou moins restreinte
de l'individu. D'un autre côté, les blessures graves par
armes à feu, par éclats d'obus, par corps contondants en
général, les irritations, les inflammations étendues de la
peau, des séreuses et des muqueuses peuvent déterminer
un arrêt des échanges qui s'étende à toute l'économie. C'est
dans ces cas que l'on observe les phénomènes du choc.

Si cet arrêt est en même temps complet, la mort subite
en est la conséquence forcée. Nous avons l'exemple de cette
terminaison funeste dans deux observations de rupture de
la vessie, la première due à Larrey père, la seconde à Larrey fils.

Si l'arrêt des échanges, tout en étant général, n'est pas
complet, le malade peut survivre pendant quelques heures,
ou pendant deux ou trois jours; mais on comprend que
pendant ce temps il est tout à fait impossible aux phénomènes vitaux de l'inflammation de se développer. Un sang
normalement constitué, suffisamment oxygéné, circule
dans les organes, mais, par suite de l'action inhibitoire dont

nous avons parlé plus haut, les organes cessent de puiser
dans ce sang les matériaux de leur réparation.

C'est cet arrêt des échanges qui se produit dans la plupart des ruptures intra-péritonéales de la vessie; c'est lui
qui explique les symptômes observés. Dans l'espèce, la
cause de l'arrêt des échanges est l'irritation des filets du
grand sympathique, irritation produite par la plaie vésicale et par l'épanchement d'urine dans le péritoine. L'irritation du péritoine n'a pas besoin, remarquons-le en passant, d'être et très violente et très étendue. C'est ainsi que
le phénomène se produit souvent dans le cas de hernie
étranglée; c'est ainsi que M. Brown-Séquard a constaté
que l'action même très passagère de l'eau froide à la surface de la peau produit le phénomène de l'arrêt des
échanges.

La chaleur animale est produite par la combustion in-
time des tissus, combustion dépendant de l'échange de
matériaux entre les éléments anatomiques et le sang; si
cet échange est arrêté, la combustion cessera aussi; la
source de la chaleur sera tarie ou diminuée, et l'on arrivera
à l'hypothermie, à l'algidité souvent complète que nous
avons signalée.

Dans ces cas, le rein ne se nourrit pas plus que les autres organes; ses fonctions en souffrent; les échanges ne
se font pas plus entre les vaisseaux et les cellules des tubes
urinifères qu'entre les vaisseaux des autres parties et les
éléments de ces parties. L'urine ne sera donc pas sécrétée.

En cas d'arrêt des échanges, c'est donc à tort que l'on
craindra l'épanchement continu d'urine dans le péritoine.
Cet accident ne sera à redouter qu'au moment de la réaction, quand la sécrétion rénale pourra reprendre son cours.
S'il existe du ténesme vésical, ce ténesme n'est pas dû à la

présence de l'urine dans la vessie, mais bien à l'irritation des nerfs de la plaie.

C'est par l'anurie que s'expliquent les vomissements, premiers symptômes de l'insuffisance d'élimination des principes excrémentitiels, déchets de l'organisme. Le caractère essentiel de ces vomissements est la présence d'urée.

Les douleurs abdominales ne peuvent être mises sur le compte d'une péritonite qui n'existe pas. Elles s'expliquent suffisamment par la blessure des nerfs de la vessie et par l'irritation de voisinage.

L'hypothermie rend compte de la fréquence et de la petitesse du pouls : « En interrogeant l'excitabilité du bout périphérique du pneumogastrique, à chaque diminution de 1° de la température profonde, on constate une décroissance graduelle des réactions modératrices (entre 28 et 20°). Les excitations qui produisent l'arrêt du cœur ne produisent plus que du ralentissement et le début de la réaction modératrice retarde de plus en plus sur l'excitation. » (François Franck, *Société de biologie*, 17 février 1883.) C'est donc en annihilant l'action des nerfs modérateurs du cœur que l'algidité déterminerait chez nos blessés la fréquence du pouls et sa petitesse. Ceci peut s'appliquer aussi à la fréquence de la respiration. C'est par l'arrêt des échanges que s'explique cet aspect étrange des plaies constaté dans nos deux observations. Ces plaies, nous l'avons dit, ont l'aspect de plaies faites sur un cadavre ; elles ne portent trace ni d'inflammation, ni de réparation, tant la plaie vésicale que les autres plaies pouvant compliquer la rupture. Comment en serait-il autrement, puisque la réparation succède presque toujours à une inflammation et que l'inflammation elle-même n'est qu'une suractivité nutritive, une exagération des échanges? C'est de la même façon que nous nous expliquons que, malgré les irritations auxquelles il est soumis, le péritoine ne puisse dans ces cas s'enflammer. Tant que cet état paralytique de la nutrition subsistera, tout travail réparateur sera impossible; les bords des plaies ne se rapprocheront pas; loin de là : elles pourront, dans certains cas, se gangréner, C'est ainsi que l'on a noté deux fois le sphacèle des lèvres de la plaie vésicale, et une fois la présence de plaques gangreneuses sur les intestins.

La rupture de la vessie peut se compliquer, au moment de l'accident, d'autres lésions produites par la même violence : fractures du bassin, luxation du pubis; fractures et luxations des autres os du squeletette, déchirures des organes thoraciques ou abdominaux, des vaisseaux, des muscles, plaies de toute sorte, etc.

Comme complications consécutives, citons l'infiltration d'urine et de sang qui se produit quand il y a en même temps rupture extra-péritonéale, infiltration qui ne présente ici aucun caractère particulier, et la péritonite, qui se différencie par la fièvre de l'état que nous avons décrit plus haut et qui peut du reste lui succéder.

La marche des accidents dans les ruptures intra-péritonéales est rapide. L'algidité apparaît promptement; elle subsiste souvent jusqu'à la fin. Mais il arrive quelquefois qu'à cette phase d'hypothermie succède une phase de réaction se caractérisant par la fièvre. C'est dans ces cas que la péritonite peut se déclarer. La mort, terminaison constante, peut être subite; elle arrive ordinairement dans les trois premiers jours. D'après un tableau extrait du travail du Dr Maltrait, elle est arrivée :

Pendant les 12 premières heures..	6	fois.
De 12 heures à 24 heures.........	6	—
Après 2 jours...................	19	—
— 3 —	14	—
— 4 —	11	—
— 5 —	11	—
— 6 —	4	—
— 7 —	4	—
Pendant la 2ᵉ semaine...........	7	—
— 3ᵉ —	4	—
— 4ᵉ —	1	—
— 5ᵉ —	1	—

DIAGNOSTIC.

Nous avons ici deux questions à nous poser : La vessie est-elle rompue? La rupture est-elle intra-péritonéale?

La vessie est-elle rompue? Il faudra en premier lieu savoir si, au moment de l'accident, le sujet avait uriné depuis longtemps. Nous avons vu en effet que, pour que la vessie se rompe, il faut qu'elle contienne de l'urine. Rivington a bien cité un cas où la vessie s'était rompue à l'état de vacuité ; mais cet auteur n'est pas bien sûr du fait, et ce ne serait d'ailleurs là qu'une de ces exceptions avec lesquelles il ne faut pas compter dans la pratique. On comprend, d'un autre côté, que la rupture s'impose, si, après avoir constaté avant l'accident la réplétion de la vessie, on constate que l'organe est vide immédiatement après. L'existence d'altérations vésicales, d'hypertrophie de la prostate, de rétrécissement de l'urèthre ; un sentiment de soulagement subit, survenu au moment d'efforts de miction sans émission d'urine à l'extérieur, pourront mettre aussi sur la voie.

On devra étudier les conditions de l'accident et tirer des déductions de la violence à laquelle le sujet a été soumis, de la direction de cette violence et de son point d'application.

L'examen du malade montrera, dans les cas de rupture de vessie, l'union caractéristique de trois symptômes : le ténesme, l'absence d'émission d'urine, l'état de vacuité d'une vessie dont l'on ne peut constater la présence à la région hypogastrique. Le malade peut pisser du sang. Le cathétérisme démontre l'absence d'urine dans la vessie ou retire de l'urine sanglante. Il peut enfin s'être produit de l'infiltration urineuse.

Remarquons que c'est l'ensemble de ces symptômes qui est caractérisque, et non chacun en particulier.

La rétention d'urine pourrait être produite par une paralysie vésicale, succédant à un violent traumatisme, ou par une compression dé l'urèthre (fragment osseux ; épanchement péri-uréthral).

L'hématurie pourrait provenir d'une contusion, d'une déchirure du rein ; et, dans ce cas, le diagnostic devient difficile ; car la lésion rénale peut produire l'infiltration d'urine et sa rétention. Cette hématurie peut se produire aussi dans une lésion de la muqueuse vésicale seule. L'infiltration d'urine peut tenir et tient même le plus souvent à une rupture de l'urèthre.

La rupture est-elle intra-péritonéale ? L'élucidation de ce point est très importante. Suivant la réponse à cette question, le pronostic et le traitement seront en effet changés du tout au tout. La plupart des auteurs indiquent simplement comme signes de la lésion du péritoine les symptômes de la péritonite, inévitable suivant eux. Or, tout d'abord, la péritonite peut se développer sans qu'il y ait eu lésion du

péritoine. C'est ce qui arrive dans les cas de ruptures extrapéritonéales, où l'inflammation gagne la séreuse par voisinage. D'un autre côté, nous avons vu que la péritonite
n'existait pas le plus souvent, et, qu'en tout cas, elle ne se
déclarait pas d'emblée. Or, ici, il importe que le diagnostic
soit immédiatement posé. La rupture intra-péritonéale se
décélera par la gravité de l'état général, l'impossibilité de
la station debout, le collapsus, et surtout l'hypothermie,
par les symptômes en un mot de l'arrêt des échanges.

On constatera en outre une douleur généralisée à tout
l'abdomen, la tuméfaction du ventre. S'il existe un épanchement abdominal, le diagnostic sera facile ; la forme du
ventre, la percussion indiqueront la présence et donneront
les limites du liquide. On ne confondra pas un tel épanchement abdominal avec une poche urineuse extra-péritonéale formée dans le tissu cellulaire du bassin ou de la
paroi abdominale. Le siège sera, dans ce cas, différent ; la
tuméfaction sera plus superficielle, plus limitée, plus
dure ; quelquefois on peut prendre ces poches en quelque
sorte dans la main ; la forme en sera différente ; elle ne
changera pas avec les mouvements du malade, elle présen-
tera enfin les signes de l'épanchement d'urine dans le tissu
cellulaire.

Le diagnostic sera donc facile ; il s'imposera s'il y a
épanchement de liquide dans le péritoine. Mais, nous
l'avons vu, cet épanchement est l'exception. Le plus ordinairement, il n'y a rien dans le péritoine, ni urine, ni
sang, ni sérosité, ni fausses membranes ; l'épanchement,
s'il se produit, sera tardif. On ne peut donc compter là-
dessus pour assurer le diagnostic ; et, malgré les symptômes que nous avons énumérés, ce diagnostic restera le plus
souvent en suspens ; le médecin, indécis, n'osera agir éner-

giquement et chirurgicalement et les heures s'écouleront
sans qu'il intervienne, emportant une à une les chances de
survie qui restaient au malheureux blessé.

N'y aurait-il donc pas un moyen qui, en fixant le diagnostic, en rendant le praticien sûr de ne pas nuire à son
malade, mette fin à son indécision et lui donne le droit et
le courage d'intervenir ?

Soupçonne-t-on chez un blessé une rupture de la vessie,
veut-on savoir si cette rupture existe et si elle intéresse le
péritoine ? Que faudra-t-il faire ?

On couchera le malade ; on pratiquera le cathétérisme
et on videra sa vessie de ce qu'elle peut contenir ; puis,
remplissant une seringue d'eau tiède, par exemple, on en
injectera un, deux, trois litres, et même plus s'il y a lieu.
Si la vessie est saine, elle se distendra rapidement et viendra former à l'hypogastre une saillie persistante. Est-elle
rompue, elle se distendra peu ou point, le liquide s'échap-
pera en dehors d'elle par la solution de continuité des parois. Si maintenant la rupture est intra-péritonéale, le liquide pénétrant dans la séreuse, donnera lieu à une ascite
artificielle qu'il sera très facile de constater.

Le ventre s'étalera et l'on constatera à la vue et à la percussion que le liquide, dans le péritoine, se déplace suivant les positions prises par le blessé, gagnant les endroits
les plus déclives. On constatera de même la fluctuation et la
sensation de flot. Si la rupture est extra péritonéale, il ne
se produira pas d'ascite, et la quantité de liquide injecté
sera bien plus limitée. Cette injection dans la vessie rompue
d'un liquide tiède sera donc pathognomonique. Est-elle dan-
gereuse pour le malade ? En aucune façon : tout au contraire,
elle le réchauffera, elle nettoyera son péritoine. Et ceci est
tellement vrai que l'on a proposé comme traitement des

ruptures de la vessie avec poches urinaires des injections antiseptiques portées jusque dans ces poches. Le moyen de diagnostic sera donc en même temps un commencement de traitement, que la rupture soit intra ou extra péritonéale.

PRONOSTIC.

Pour Hippocrate, toutes les lésions vésicales, plaies ou ruptures, étaient fatalement mortelles : « cui persecta vesica lethale. » Plus tard, on distingua les plaies des ruptures et l'on constata facilement que les premières guérissaient souvent. Les ruptures sont plus graves que les plaies, si graves que Laugier les considère comme toujours fatales. L'opinion de Laugier est fausse ; car, ici encore, il faut distinguer, avec Houel, les ruptures intrapéritonéales et les ruptures extrapéritonéales. Celles-ci sont beaucoup moins graves que les premières. Elles guérissent assez fréquemment : il en est tout autrement des ruptures intrapéritonéales, qui sont incomparablement plus dangereuses. Sur 97 cas, on trouve en effet 96 morts. Un seul blessé a guéri : c'est le malade de Walter de Pittsbourg, auquel ce chirurgien pratiqua la laparotomie pour procéder au lavage du péritoine. On peut donc dire que les ruptures intrapéritonéales de la vessie sont toutes mortelles à bref délai, si l'on n'intervient pas chirurgicalement et d'une façon énergique. Il est probable, maintenant, qu'en usant du traitement dont nous allons bientôt parler, on arrivera à faire baisser cette mortalité désespérante et à rendre moins sombre le pronostic de ces ruptures.

TRAITEMENT.

Pendant longtemps on a négligé le traitement des ruptures intrapéritonéales de la vessie. Ces ruptures étaient
jugées au-dessus des ressources de l'art, et l'on se conten-
tait d'un traitement purement palliatif, appliqué dans le
but de soulager le malade, de lui faire illusion, plutôt que
dans l'espoir d'une guérison tout à fait improbable. Depuis, les choses ont changé de face et on a opposé à ces
ruptures des traitements de plus en plus énergiques.

Le traitement médical consiste en diète, privation de
boissons ; cette dernière ayant pour but de diminuer autant
que possible la sécrétion d'urine. On a employé les anti-
phlogistiques, émissions sanguines générales ou locales,
les purgatifs, les bains tièdes généraux, les fomentations,
les cataplasmes émollients, les compresses imbibées de liquide aromatique, les onctions mercurielles, la glace sur
le ventre, etc. On s'est servi de l'opium pour calmer les douleurs et immobiliser les organes abdominaux. Contre les
hoquets, les vomissements et autres accidents nerveux, on
a usé de potions antispasmodiques. Les toniques ont été
utilisés pour relever les forces du blessé. On a donné au
malade diverses positions suivant le siège présumé de la
rupture.

Le traitement chirurgical est beaucoup plus actif ; c'est
lui qui a fait le plus de progrès, c'est lui qui permet d'es-
pérer pour l'avenir des succès inattendus. D'après un
court historique, donné dans son travail par le Dr Vincent,
on a employé : le cathétérisme uréthral simple, temporaire
ou permanent, c'est-à-dire l'usage d'une sonde à demeure
dans la vessie : le procédé de Thorp, par lequel cet auteur

prétend avoir obtenu la guérison d'une rupture intrapéritonéale. Ce procédé consiste à introduire une sonde dans
la vessie d'abord, puis à travers les lèvres de la rupture,
jusque dans une collection liquide extravésicale, que cette
collection siège en dedans ou en dehors du péritoine. Un
tel cathétérisme permettrait de vider la poche et d'y pratiquer des lavages antiseptiques. Remarquons en passant
que, dans le cas de Thorp, la lésion du péritoine est loin
d'avoir été démontrée.

, L'établissement d'une boutonnière périnéale (Demar-
quay) ne trouve sa justification que dans l'impossibilité de
passer une sonde par l'urèthre. La ponction du cul-de-sac
rectovésical ou recto-utérin a été proposée, sous l'impul-
sion de cette idée théorique, que l'urine épanchée dans le
péritoine devait gagner les parties déclives et se collecter
dans les culs-de-sac sus-nommés. Nous l'avons vu, c'est
une erreur ; le plus souvent le cul-de-sac est vide, et ce
n'est que consécutivement qu'il peut se remplir d'un épanchement péritonéal. La ponction du ventre a été pratiquée
au-dessus du pubis, sur les côtés, dans toutes les parties
de l'abdomen, pour évacuer des collections liquides intrapéritonéales. Dans le même but, on a employé la ponction
aspiratrice. Par une intervention plus énergique, on a ouvert la vessie par le périnée, dans le but d'assurer l'écoulement de l'urine et d'arriver plus facilement avec la sonde
dans les poches urineuses, que l'on peut ainsi vider et laver. Enfin, on a employé la laparotomie avec toilette péritonéale, condamnée par Billroth, recommandée par Legouest, Willett et Morris. C'est ainsi qu'agit Walter, par
une incision portant sur la ligne blanche, et son malade
guérit. On a propose, dans les cas de laparotomie, de cou-
dre la vessie aux parois abdominales, de réunir entre eux

par la suture les bords de la rupture vésicale (Jacob Woyt, Bell). Willett, le premier, suture ainsi la vessie : son malade meurt ; Heath suit la même conduite et obtient le même insuccès.

Le Dr Vincent a procédé à des recherches expérimenta-les à propos de l'emploi de la suture dans les plaies de la vessie. Ses expériences ont porté sur des chiens, auxquels il a perforé, coupé, déchiré, excisé en partie la vessie. Dans une première série d'expériences, il a pratiqué la suture vésicale immédiatement après le traumatisme (15 à 20 minutes).Dans une seconde série, la suture a été pratiquée un certain nombre d'heures après le traumatisme. Cette expérimentation a montré que, si la laparotomie et la suture étaient pratiquées immédiatement après le traumatisme, les animaux guérissaient le plus souvent. Il en était de même si l'opération avait lieu au bout de huit à dix heures. Passé ce délai, les chances de guérison diminuaient à mesure que les heures s'écoulaient. Les animaux, guéris et sacrifiés au bout de deux ou trois mois, n'ont jamais présenté le moindre trouble de la miction ni la moindre altération dans leur santé générale. La suture vésicale avait procuré une adhésion parfaite des solutions de continuité (communication à la Société de médecine de Lyon, 28 mars 1881). Chez un animal blessé et abandonné à lui-même, la mort arrivait de quarante-huit à cinquante heures après la blessure. S'appuyant sur ces expériences, sur les faits cliniques et sur l'insuffisance des autres méthodes, le Dr Vincent préconise la laparotomie suivie de suture vésicale. Selon lui, il faut opérer de bonne heure. Le succès serait à ce prix. Walter, qui a opéré au bout de dix heures, a réussi; Willett, Heath, qui ont opéré au bout de trente à quarante heures, ont échoué. Si on opère rapidement, on

a toutes les chances d'obtenir une réunion par première
intention rapide, sauf pour la couche épithéliale de la muqueuse. La suture doit adosser dans une grande étendue le
péritoine à lui-même. Le Dr Vincent préconise dans ce but
deux plans de suture : un profond, par points séro-muscu-
leux, l'autre superficiel, par points séro-séreux. Les bords
de la plaie seront avivés, s'ils sont sphacélés ou grisâtres.
On employera du fil de lin ou un fil métallique fin, jamais
de catgut, qui est cassant, difficile à nouer, se dénoue et se
résorbe trop facilement. On pourra, avant de recoudre
l'abdomen, par une injection colorée pratiquée dans la
vessie, s'assurer si la suture est solide et si l'occlusion est
parfaite. On devra se soumettre aux prescriptions listé-
riennes, tout en prenant garde à l'intoxication possible
par l'acide phénique.

Nous pensons que, dans le traitement des ruptures intrapéritonéales de la vessie, il faut distinguer plusieurs
cas. Le blessé n'a-t-il pas une température au-dessous de
la normale ? On peut suivre les préceptes formulés par le
docteur Vincent, c'est-à-dire opérer le plus vite possible ;
faire la laparotomie avec toilette péritonéale et suture des
bords de la plaie vésicale. On pourrait même, dans le cas
d'une réaction trop vive, employer un traitement général
et local antiphlogistique.

Mais toute autre est la conduite à tenir si le blessé est
dans l'hypothermie et présente les phénomènes caractéris-
tiques de l'arrêt des échanges. Dans ce cas, il faut attendre
pour intervenir chirurgicalement. Qu'arriverait-il, en
effet, si l'on suivait ici le conseil que donne le docteur Vincent d'opérer le plus vite possible ? Le malade est incapable
de réagir ; il ne peut se produire en lui, comme nous l'a-
vons déjà dit, aucun phénomène inflammatoire ni répara-

teur. La suture vésicale ne réussira pas et l'intervention opératoire n'aura abouti qu'à abréger la vie du blessé en exagérant ce refroidissement, dont on n'a pas tenu compte. Non, il ne faut pas opérer tant que durera l'état d'hypothermie ; et ceci est un précepte général. Ainsi que l'a démontré le docteur Rédard, dans ses études de thermométrie clinique, tout abaissement de température un peu important est une contre-indication formelle aux opérations chirurgicales, de quelque nature qu'elles soient. L'intervention opératoire n'a jamais réussi dans ces cas ; et la théorie de l'arrêt des échanges nous rend facilement compte du fait. Si donc l'on se trouve, et c'est ce qui arrive le plus souvent, en face d'un blessé refroidi, il faudra attendre, attendre pour opérer, mais non pas pour agir. Le médecin devra s'occuper à faire disparaître le plus vite possible cet état d'arrêt des échanges, qui lui interdit de porter le bistouri sur son malade ; il devra tout mettre en œuvre pour ramener le plus vite possible la température à son degré normal. Et c'est ici que le traitement général, trop négligé jusqu'ici, devient d'une importance capitale. Il faudra empêcher le malade de perdre le peu de chaleur qui lui reste, éviter de lui appliquer un traitement antiphlogistique, dirigé contre une péritonite qui n'existe pas; rejeter les émissions sanguines, les boissons froides, la glace sur le ventre, etc. On pourra de même se tenir en garde contre la morphine, qui pourrait, dans certains cas, exagérer l'algidité. On réchauffera le blessé en le plaçant dans une chambre surchauffée, transformée pour ainsi dire en étuve ; on le couvrira de couvertures chaudes ; on pourra l'entourer de boules d'eau chaude, de sachets de sable chaud, lui faire donner des bains de vapeur dans son lit, etc. On fera prendre à l'intérieur des boissons chaudes, excitantes, la potion cordiale, par exemple. Il faudra se montrer réservé dans l'emploi de l'alcool, qui peut augmenter dans certains cas l'algidité chez des blessés qui en sont souvent sursaturés. On pourra employer les inhalations d'oxygène ; mais ce sont les injections hypodermiques d'éther qui, croyons-nous, produiront, dans ces cas, l'effet le plus favorable et le plus rapide. Si le succès couronne ces efforts, si la réaction s'opère, si la chaleur revient, si l'organisme reprend toute sa vitalité, nous pouvons alors ouvrir l'abdomen et suturer la vessie suivant le procédé du docteur Vincent.

Dans le cas où l'état du blessé, tout en étant satisfaisant, laisserait quelque doute sur la sûreté ou la rapidité de la réunion de la plaie vésicale, il serait indiqué de ne pas abandonner, l'opération faite, la vessie à elle-même, mais de la maintenir rapprochée de la paroi abdominale, de telle sorte que, si la suture ne réussit pas, l'urine peut s'épancher au dehors par la plaie abdominale. Pour arriver à ce résultat, la plaie vésicale ayant été suturée dans sa plus grande étendue, on maintiendrait la vessie appliquée contre la paroi abdominale, immédiatement au-dessus du pubis, à l'aide de quelques points de suture réunissant, dans la petite portion non suturée de la plaie vésicale, les bords de cette plaie aux bords de la plaie abdominale. Un drain serait passé par ce petit orifice, faisant communiquer la vessie au dehors.

Dans les cas enfin où l'hypothermie ne cédant pas, on serait forcé néanmoins d'agir, dans ceux aussi où l'on préfèrerait une sécurité presque complète aux chances d'un plus brillant, mais plus aléatoire succès, on pourrait, si le siège de la rupture le permettait, suturer simplement, dans toute son étendue, les bords de la plaie vésicale aux bords de la plaie abdominale. On établirait ainsi une fistule urinaire à laquelle on pourrait remédier plus tard, si elle ne se fermait d'elle-même. C'est une conduite semblable qu'a tenue dernièrement le professeur Pozzi dans un cas de blessure intra-péritonéale de la vessie, et le succès a couronné cette sage pratique.

Quelque procédé que l'on emploie, on devra agir avec toutes les précautions employées pour l'ovariotomie, et, en particulier, lutter contre le refroidissement du malade en l'enveloppant d'ouate pendant l'opération. On devra employer, pour les pansements, la méthode de Lister, tout en usant avec réserve de l'acide phénique.

Après comme avant l'opération, une sonde à demeure devra être placée dans la vessie pour assurer l'écoulement de l'urine par l'urèthre. Cette sonde, en caoutchouc rouge, devra être renouvelée tous les deux ou trois jours ; il ne faudra pas y appliquer de fausset et veiller à sa perméabilité à l'aide d'injections d'eau tiède poussées doucement, qui auront l'avantage de laver en même temps la vessie.

Le traitement général devra le plus souvent être tonique et excitant ; on pourra continuer l'emploi des moyens qui nous ont servi à lutter contre l'algidité ; si la réaction était trop vive, on employerait une médication antiphlogistique.

Les complications, plaies, fractures, infiltrations d'urine, abcès urineux, péritonite, etc., seront traitées de la façon ordinaire ; nous n'insisterons pas sur des moyens thérapeutiques, qui ne présentent rien de particulier dans l'espèce.

CONCLUSIONS.

Les ruptures de la vessie sont produites par une force agissant de dedans en dehors, par la pression de l'urine qui tend à s'échapper hors de son réservoir. Le plus souvent, cette force agit circulairement dans l'équateur de la sphère que représente la vessie, comme si cette sphère était pressée entre deux plans opposés et parallèles. Les points d'appui que la vessie prend dans le bassin, les points faibles qu'elle présente rendent compte des sièges différents de la rupture.

Le plus ordinairement, à l'autopsie, on ne trouve pas de signe de péritonite ; les plaies qui ont pu compliquer la rupture ne présentent pas la moindre trace d'inflammation ou de réparation.

Les blessés sont souvent dans un état d'algidité remarquable. Cette hypothermie doit être rapportée à un arrêt des échanges entre le sang et les tissus, arrêt dû à la léthargie (inhibition) des centres et des nerfs trophiques, et provoqué par le traumatisme.

Si le diagnostic est incertain, on le posera facilement en faisant une injection d'eau tiède dans la vessie. Dans le cas de rupture intrapéritonéale, il se produira une ascite artificielle.

Avant d'opérer, il faudra, si le malade est dans l'hypothermie, ramener la chaleur par des moyens appropriés. On pourra alors pratiquer la laparotomie avec toilette péritonéale, puis, soit suturer les bords de la plaie vésicale entre eux, soit suturer ces bords aux bords de la plaie abdominale.

Paris. — A. Parent, imp. de la Fac. de médec., rue M.-le-Prince, 31.
A. Davy. successeur.

www.ingramcontent.com/pod-product-compliance
Ingram Content Group UK Ltd.
Pitfield, Milton Keynes, MK11 3LW, UK
UKHW020015080726
13614UKWH00003B/1367